양·한방 똑똑한 병원이용

치료는 **빠르게**, 비용은 **저렴하게**, 권리는 **당당하게**!

똑똑한 헬스북 02
종합 의료이용가이드

양·한방 똑똑한 병원 이용

백태선 지음

전나무숲

전나무숲의 '똑똑한 헬스북' 시리즈는?

의료 소비자를 위해 만든 바르고 쉬운 건강 정보서입니다

의료 소비자에게 실질적인 도움을 주는 건강 및 의학 정보를 전합니다. 전문가 중심의 어려운 건강서나 권위적인 의학서가 아니라, 철저히 의료 소비자 입장에서 필요한 건강 정보를 알차게 소개합니다. 건강한 삶을 원하는 이들에게 꼭 필요한 건강 정보서입니다.

건강한 비판과 실질적인 대안을 전하는 실속 건강서입니다

의료 정보가 부족한 현실 속에서 의학 및 의료의 문제점을 진솔하게 전해 바른 정보를 구축합니다. 편견을 버리고 현행 의학과 건강법의 문제와 한계를 솔직하게 비판하고, 문제점에 대한 실질적인 대안을 비중 있게 소개해 건강 길잡이 역할을 합니다.

주제에 관련된 정보를 편견 없이 전하는 실용 건강서입니다

저자의 전문 영역만을 다룬 좁은 시각의 책이 아니라, 주제에 대한 다각도의 해법을 소개해 정보를 다양화합니다. 또한 해당 건강법과 치료법의 장점만을 알리는 편중된 시각을 벗고, 주제에 관한 긍정적 · 부정적 영향을 바르게 전합니다.

질병의 예방 · 치료에서 중요한 생활요법을 비중 있게 전하는 생활 건강서입니다

오늘날 문제가 되는 대부분의 질병은 병원에서 완치가 불가능하고, 병을 부추기는 나쁜 생활습관을 바로잡지 않는 한 치료가 어렵습니다. 질병의 예방과 치유에서 가장 중요한 생활요법을 비중 있게 전합니다.

바른 의식을 가진 저자를 찾아 참된 정보를 전하는 올곧은 건강서입니다

화려한 경력과 간판보다는 바른 의식과 실천적 삶이 돋보이는 저자를 적극적으로 발굴합니다. 올곧은 마음을 가진 전문가를 찾아내고 그들을 통해 의료 소비자들에게 꼭 필요한 바른 정보를 전합니다.

의료 소비자의 주체성과 사회 건강을 추구하는 국민 건강서입니다

의료 소비자를 소외시키는 세상을 변화시키기 위해서는 의료를 소비하는 국민 모두가 먼저 눈을 떠야 합니다. 의료 소비자가 똑똑해질 때, 진정 건강한 세상으로 나아갈 수 있습니다. 우리 국민 모두에게 건강에 대한 주체성을 심어 보다 건강한 세상을 지향해 갑니다.

소외된 환자의 권리 찾기

　병원에서 마음이 상했던 경험이 있는가? 아니면 당황스럽거나 주눅이 들거나 화가 머리끝까지 치밀었던 적이 있는가? 아마 있을 것이다. 병원을 다녀 본 사람이라면 누구나 한두 번쯤 이런 불편과 불만을 경험했을 것이다.

　사회 전반에서 서비스가 경쟁이라도 하듯 확산되고 있는 오늘날, 병원만큼은 좀처럼 변하지 않고 있다. 세상의 그 누구보다도 따뜻한 보살핌과 친절한 서비스가 절실한 이들은 바로 병든 사람들이다. 그러나 현실 속의 환자들은 자신의 권리를 제대로 누리지 못하고 있고, 병원에서 소외되고 있다.

　복잡한 진료 시스템, 계속 기다려야 하는 불편함, 궁금한 것을 제대로 물을 겨를도 없는 짧은 진료시간, 의사의 난해한 설명과 권위적인 태도, 어렵기만 한 의료 용어들, 끝도 없이 이어지는 검사, 담당자의 잦은 교체, 자신의 질병과 치료 과정에 대한 이해 부족, 인간적인 대우를 받지 못하고 있다는 서러움 등, 환자들이 아픈 것 말고도 겪어야 하는 온갖 불편과 소외가 상존하는 곳이 바로 오늘날 우리의 병원이다. 그런 불만을 감내해야 하는 스트레스 자체가 환자들의 병을 더 키우고 있는지도 모른다.

그래서 가족 중에 누가 아프면 인맥을 총동원해서라도 의사와 선이 닿아야 제대로 된 대접을 받을 수 있다고 여겨, 연줄 찾기에 급급한 이들도 있다. 이것이 서비스의 최첨단 시대를 살고 있다는 오늘날, 부인할 수 없는 우리의 의료 현실이고 병원의 현주소이다.

　건강은 모든 사람이 누려야 할 기본적인 권리이며, 사회는 인권으로서의 건강을 보장해야 할 의무가 있다. 보건의료의 주인은 바로 의료 소비자, 즉 환자이다. 환자는 병원에서 차별 없이 존중받을 권리가 있고, 최선의 진료를 받을 권리가 있으며, 자신의 병과 치료 과정에 대해 자세히 알고, 의료행위를 선택하고 결정할 권리가 있다.

　그러나 정작 병원에서 의사와 환자의 관계는 지시와 순종, 또는 단순히 치료하는 자와 치료받는 자의 관계로만 인식되고 있다. 물론 요즘은 이와 같은 수직적 관계에 변화가 일고 있고, 환자의 권리에 눈을 돌리는 병원도 늘고 있다. 그러나 아직도 대다수의 병원에서 환자는 자신의 권리를 좀처럼 말할 수 없는 실정이다. 아니 환자에게 어떤 권리가 있는지조차 모르는 이들도 많다.

　의료 소비자의 권리의식 부족과 주체성 결여는, 결국 병원을 폐쇄적이고 권위적인 공간으로 만들었다. 따라서 의료 소비자들은 먼저 자신에게 어떤 권리가 있는지 알아야 하고, 자신의 권리를 찾기 위해 적극적으로 나서야 한다. 스스로 건강을 지키는 당당한 주체가 되기 위해, 지식과 정보를 갖춘 똑똑한 의료 소비자가 되어야 한다.

대부분의 사람들은 서비스가 좋은 식당을 찾아가고, 질 좋은 물건이 있는 쇼핑센터를 물색하고, 이자가 많은 금융상품을 찾는 데 많은 시간을 투자한다. 그렇다면 바른 의료 지식과 정보를 얻기 위해서는 적어도 이보다 더 많은 시간과 공을 들여야 할 것이다. 자신에게 가장 소중한 것이 건강이라면 말이다.

이런 노력은 그 누구도 예외일 수 없다. 우리 모두는 의료 소비자이고, 또 미래의 환자이다. 살아가면서 병원을 전혀 이용하지 않는 사람은 없다. 대부분의 사람들은 병원에서 태어나고, 일년에 한두 번은 예방주사를 맞기 위해 병원을 찾으며, 다치면 외상 치료를 하러 병원에 간다. 또 충치를 치료하거나 출산을 하기 위해서도 병원을 찾는다. 중년층 이상은 성인병을 관리하기 위해 가고, 병원에서 죽음을 맞는 이들도 많다. 병원은 우리의 삶과 떼려야 뗄 수 없는 공간이다.

그렇다면 의료 소비자인 국민 모두가 병원과 의료에 대해 정확히 알려는 노력을 적극적으로 해야 한다. 한낱 정수기를 살 때도 깐깐하게 따져 보라며 온갖 정보가 넘쳐나는 시대에 우리는 살고 있다. 그런데 안타깝게도 '의료'라는 상품은 그 정보를 제대로 접하기 어려운 것이 현실이다. 병원 이용에 대한 정보도 턱없이 부족한 실정이다.

이 책은 그래서 태어났다. 효율적인 의료 이용에 대한 정보를 알리고, 지식을 갖춘 현명한 의료 소비자가 되는 방법을 구체적으로 전하는 것이 우리 사회를 한층 건강하게 만드는 자양분이 될 것이라고 나는 믿는다.

앞으로 병원은 폐쇄성을 벗고, 의료 소비자에게 바른 의료 정보를 제공하기 위해 나서야 할 것이다. 병원의 의료 정보 독점은, 지식을 가진 권력자가 지식을 갖지 못한 이들에게 가하는 횡포나 다름없다.

우리 의료계가 의료 정보와 지식을 함께 나누기 위해, 닫힌 문을 활짝 열어 가기를 바란다. 의료 소비자가 치료에 대한 정보를 쉽게 접하도록 배려하고, 정확하지 못한 지식으로 피해를 입지 않도록 의료계가 나서야 할 것이다.

의료 정보 제공에 인색한 환경 속에서도 환자의 알 권리를 소중히 여기고, 묵묵히 실천해 온 성실한 의료인들에게 이 책이 누가 되지 않기를 바라는 마음이다.

이 책은 양방과 한방의 전 부문에 걸쳐 실속있는 의료 정보를 전하고자 기획된 것이다. 그 과정에서 많은 기관과 전문가들의 큰 도움이 있었다. 귀한 정보를 주신 분들에게 감사의 말을 전한다.

아는 것이 힘이다. 바른 의료 정보는 그것 자체로도 좋은 치료법이다. 의료 소비자인 온 국민이 올바른 의료 지식과 정보를 공유하기 바란다. 그래서 국민의 건강지수가 한 단계 올라가기를 희망한다.

2008년 6월

백 태 선

차 례

PART 1 양방으로 갈까, 한방으로 갈까

양방으로 갈까, 한방으로 갈까

똑똑한 환자의 좋은 의사 찾기

양방 병원의 현명한 이용법

소아과에서 치과까지 진료 부문별 실속 가이드

한방 병원의 현명한 이용법

PART 3　의료비를 줄이는 실속 전략

의료비를 줄이는 실속 전략

PART 4

더 나은 의료 환경을 만드는
환자의 권리 찾기

환자를 위한 권리장전

양방으로 갈까
한방으로 갈까

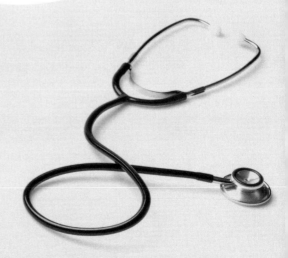

양방으로 갈까, 한방으로 갈까

"중풍은 양방 치료가 나아요, 한방 치료가 나아요?"

환자들이 내게 주로 묻는 말이다. 양한방을 동시에 공부한 복수 면허 의사이다 보니, 양방과 한방을 비교해 설명해 달라는 질문을 많이 받는 다. 오랫동안 궁금했다는 듯 쉴 새 없이 질문을 쏟아 내기도 한다. 아는 대로 설명하고 조언을 해 주면서, 환자들에게 필요한 의료 정보가 얼마 나 빈약한지 느낄 때가 많다.

양방으로 갈까? 한방으로 해볼까? 양한방 치료를 함께하면 빨리 나 을까? 더 나은 치료법은 없을까? 이와 같은 의문은 질병으로 고통받는 사람이라면 누구나 한번쯤 해보는 생각일 것이다. 그러나 그 어디에서도 시원한 해답을 얻기가 어렵다. 자신의 질병을 효율적으로 치유하기 위해서는 치료법의 선택이 중요하다는 건 알지만, 제대로 된 정보를 얻기 어려운 것이 우리의 현실이다.

양방이든 한방이든 저마다 장점만을 강조하며 자신의 분야가 더 낫다고 주장한다. 의사들도 양의사든 한의사든 찾아온 환자를 가급적 놓지 않으려고 한다. 다양한 치료법을 서로 비교해 장단점을 알리는 제대로 된 정보가 없고, 객관적인 가이드라인도 없어 환자들에게 혼란을 주고 있다. 이용할 수 있는 길이 막혀 있다는 뜻이다.

그러다 보니 양방으로 신속하게 대처해야 하는 급성질환을 다른 요법으로 머뭇거리다가 치료시기를 놓치는 일도 있고, 양방으로 제대로 치유할 수 없는 질환을 임시방편으로 약물치료를 계속하다가 부작용을 얻는 피해자도 있다.

현명한 의료 소비자가 되기 위해서는 먼저 우리의 주류 의학인 현대의학과 한의학이 어떻게 다른지 알아야 한다. 양방과 한방의 차이점을 제대로 알아야만 바르게 선택하고 이용할 수 있다.

양방과 한방을 단순 비교하는 것은 쉽지 않다. 양방이든 한방이든, 아니 세상의 모든 의학은 질병을 퇴치하고 건강을 도모한다는 궁극적 목표는 같다. 단지 건강과 질병을 이해하는 시각이 다르고, 진단과 치료를 위한 접근방법과 시술방법에 차이가 있을 뿐이다. 어떻게 차이가 나고, 어떤 장단점이 있는지를 알아보자.

양방, 과학적·분석적·구조 중심적 의학

양방, 즉 현대의학의 뿌리는 서양의학이다. 고대 히포크라테스 의학으로부터 시작된 서양의학은 19세기 말 병원균을 없애는 약을 만들면서 현대의학으로 성장할 발판을 놓았다. 당시 인류의 가장 무서운 적인 병원균을 제압할 항생제가 등장하고, 혈액형을 분류해 수혈이 가능해지고, 마취제를 만들어 외과수술이 쉬워지면서 현대의학은 빠르게 발전했다.

전염병으로 단기간에 전멸하던 사람들의 생명을 구해 내고, 응급 상황에 처한 사람을 수술로 살려 내면서 현대의학은 엄청난 위상을 얻었다. 산업혁명 이후 과학 지식과 기술을 본격적으로 도입한 현대의학은 '과학적 의학'으로 성장을 가속화했고, 전 세계의 주류 의학으로 우뚝 설 수 있었다.

양방은 지식체계의 바탕이 과학적, 분석적, 객관적, 구조 중심적, 질병 중심적 의학이다. 사람의 건강 상태를 '병'과 '무병'으로 구분하는 현대의학은, 병을 찾아서 없애는 질병 중심의 의학이다. 병의 실체를 강조하다 보니 병든 부분에 집중하는 국소 중심 의학이고, 주로 눈에 보이는 인체 구조를 중점적으로 치료한다. 검사를 통해 명확하게 확인되는 구조적, 기질적 장애를 위주로 치료를 하는 것이다.

양방은 인체를 기능에 따라서 소화기 계통, 순환기 계통, 호흡기 계통, 생식기 계통 등으로 분류하고, 각 계통은 여러 개의 장기로, 장기는 조직으로, 조직은 세포로, 세포는 분자로 이루어져 있다고 본다.

따라서 각 분자가 건강하면 세포가 건강하고, 각 세포가 건강하면 기관이 건강하고, 각 기관이 건강하면 계통이 건강하고, 각 계통이 건강하면 신체 전반이 건강하다고 보고 있다. 그래서 양방에서는 기능상의 단위인 각 기관을 대상으로 어디에 병이 있는지를 알아내는 진단법과, 발견한 병을 제거해 정상적인 기능을 되찾는 치료법이 발달했다.

질병 중심 의학인 현대의학에서는 아주 많은 병명이 존재하고, 특히 병을 찾아내는 진단법이 매우 발달했다. 의료 진단 장비의 발달로 인체를 세밀하게 꿰뚫어 볼 수 있게 되었고, 질병을 분자생물학적 차원으로까지 진단해 내고 있다.

현대의학의 진단과 치료의 기본 원리는 인체에 부족한 것은 더해 주거나 붙이고, 인체에 넘쳐나는 것은 덜어 내거나 잘라 내는 등 비정상적인 부분을 찾아 교정하고 정상적인 상태로 만드는 것이다.

분자생물학, 생화학, 유전공학, 약학 등을 바탕으로 과학적인 진단 및 치료법이 발달한 현대의학이 질병을 없애기 위해 주로 쓰는 방법은 화학적 요법, 수술적 요법, 물리적 요법 등이다.

화학적 요법은 우리가 흔히 말하는 약물치료이다. 식물 · 동물 · 광물 등에서 추출하거나 화학적으로 합성해 만든 약품을 이용해 치료하는 방법이다. 먹거나 주사하는 방법으로 우리 몸에 주입된 약 성분은 체내에서 필요한 화학반응을 일으켜 병원균을 없애거나, 나쁜 세포를 파괴하거나, 신진대사를 조절해 비정상적인 생리 상태를 정상 상태로 돌려놓는다. 오늘날 쓰이는 의약품의 종류만도 수만 종에 이르고 있다.

수술적 요법은 외과수술을 말하며, 의료 기구를 이용해 인체의 일부분을 잘라 내거나 붙이는 등의 시술을 통해 질병을 치료하는 방법이다. 피부나 점막, 기타 조직에 메스를 가해 시술하는 관혈적(觀血的) 수술과, 방사선 등 무혈 수술 장비를 이용해 출혈 없이 수술하는 무혈적(無血的) 수술이 있다. 수술요법에는 심장박동이 멈춘 사람에게 실시하는 심폐소생수술 같은 응급수술에서부터 장기이식수술 같은 대규모 수술과, 건강과는 크게 관련이 없는 성형수술까지 다양한 수술이 있다.

물리적 요법은 광선, 전류, 기계 등에서 나오는 물리적 에너지를 이용하는 치료법이다. 방사선요법, 광선요법, 초음파요법, 온열요법, 전기요법, 마사지요법, 운동요법 등 그 종류도 다양하다. 약으로 효과를 보지 못한 만성 질환자나 수술을 받은 환자의 회복기에 주로 물리요법이 쓰이고 있다.

질병 진단과 급성질환에 탁월한 효과

양방은 단기간에 급속도로 발전을 거듭해 인류의 질병 치료와 건강 증진에 크게 기여했다. 특히 응급의학과 진단의학의 유용성은 독보적이라고 할 수 있다. 오늘날 전 세계의 주류 의학인 양방의 장점에 대해 구체적으로 알아보자.

■ 진단기술이 뛰어나다

병을 찾아내는 진단기술이 매우 발달했다. 혈액검사, X선촬영(X-ray), 컴퓨터단층촬영(CT), 자기공명영상(MRI), 양전자방출단층촬영(PET), 초음파 검사, 내시경 검사 등 많은 검사 장비가 개발되어 정밀한 진단이 가능하다. 혈액 내의 성분을 화학적, 물리적으로 미세하게 분석해 정상과 비정상을 가려낸다. 질병을 분자생물학적 차원으로까지 진단하고, 유전인자의 잘못된 부분까지 찾아낸다.

과학적 의학인 현대의학이 이룩한 가장 큰 성과 가운데 하나가 바로 진단법의 발달이다.

■ 응급 및 급성질환에 능하다

급성 세균성 질환 등 순식간에 생명을 잃을 수 있는 급성질환에 대한 치료법이 발달했다. 그 대표적인 예가 전염병이다. 과거 수많은 인명을 앗아간 흑사병, 호열자, 장질부사 등 무서운 전염병의 공포로부터 인류를 구해 내는 데 현대의학은 큰 역할을 했다.

또 양방은 각종 사고로 인한 과다 출혈, 호흡곤란 등 생명이 위태로운 상황에서 인공호흡기 등 첨단장비를 이용해 신속하게 대처하고 있다. 응급의학의 가치는 거의 독보적이라고 할 수 있다.

■ 외과수술에 능하다

　마취약의 개발과 더불어 수술요법이 발달한 양방은 외상 환자들에게 큰 도움을 준다. 각종 사고로 인한 부상, 심한 화상, 충수(맹장)가 터진 복막염, 골반이 너무 작아 출산이 어려운 산모 등이 적절한 수술로 소생하고 있다. 교통량 증가, 산업 재해, 전쟁 등으로 외상 질환이 늘면서 수술의 유용성은 더욱 커지고 있다.

■ 치료 효과가 비교적 빠르다

　약이나 수술 등 현대의학의 치료법은 그 효과가 비교적 빠르게 나타난다. 진통제는 복용 후 30분이면 진통 효과가 나타난다. 대부분의 화학 약품은 바로 효과가 나타나도록 만들어진 것이다. 효과가 빠르다는 것은 인체에 그만큼 부담을 주기 때문에 부작용의 가능성을 내포하지만, 신속하게 대처해야 하는 상황에서는 큰 역할을 한다.

■ 과학기술을 이용한 인공요법이 다양하다

　산소를 공급하고, 혈액과 혈중 전해질을 보충하며, 중증 부정맥 환자에게 심장박동기를 넣어 주고, 사지 절단 환자에게 의수족을 제공하는 등 과학적 지식과 기술을 동원한 다양한 인공요법이 발달했다.

■ **과학적 검증을 거친 임상 정보를 제공한다**

　양방은 과학성, 즉 객관성, 재현성, 보편성을 바탕으로 한 치료법이다. 언제 누구에게나 인정되는 '객관성', 똑같이 시술하면 같은 결과를 얻는 '재현성', 어디에서나 두루 통하는 '보편성'을 바탕으로 세계의 주류 의학이 되었다.

　또한 비교적 정확한 임상 정보와 데이터를 제공한다. 특정 약품의 효과를 예로 들면, 임상시험을 거친 결과 81% 치료, 13% 무변화, 6% 부작용(2% 설사, 4% 두통)이라는 과학적 검증을 거친 정보가 제공된다. 수술의 경우도, 해당 수술의 성공률과 사망률에 대한 임상 정보가 제공되고 있다.

양방 진료, 이것만은 주의하자

　현대의학이 이룩한 눈부신 발전과 수많은 업적은 인류 건강에 큰 도움을 주었다. 그러나 많은 유용성에도 불구하고 적지 않은 부작용을 낳고 있는 것이 사실이다. 병든 부분에만 집중해 우리 몸 전체의 건강을 등한시한 공격적인 치료법이나, 근본 치료가 아닌 증상 완화에 주력하는 치료법은 심각한 부작용을 낳고 있다. 양방 치료를 할 때 주의할 점을 구체적으로 알아보자.

■ 환자의 전체 건강을 고려하자

고도로 전문화된 양방은 인체를 해부학적으로 접근해 병든 기관의 이상에 집중하기 때문에 환자의 전체 건강을 제대로 살피지 않는 경향이 있다. 통증을 덜기 위해 먹은 진통제로 통증은 완화돼도 위장병이 생기거나, 위장약의 장기 복용으로 간 질환을 얻는 등의 부작용은 인체를 종합적으로 보지 못하기 때문에 생기는 것이다.

우리 몸은 머리끝에서 발끝까지 연결된 유기체로, 각 부분이 서로 긴밀하게 관계를 맺고 균형과 조화를 이루고 있다. 따라서 어느 한 부위에 병이 생겼다고 해서 병의 원인이 그 부위에만 있는 것은 아니다.

전문화된 의료 시스템을 갖춘 양방은 부분을 정밀하게 탐구하느라 생명의 전체성은 등한시하는 면이 있다. 따라서 양방으로 치료를 할 때는 환자의 전체 건강 면에서 득과 실을 꼼꼼히 점검하자. 질병 중심의 치료가 아닌 환자 중심의 치료가 되어야 한다. 응급 상황이 아니라면, 당장의 치료 효과보다는 장기적으로 환자의 전체 건강에 도움이 되는 치료인지를 제대로 알아보고 임하는 것이 좋다.

■ 치료의 부작용을 미리 알아보자

신속한 치료 효과를 자랑하는 양방은 한방에서 강조하는 자연스런 치료에 비해 부작용이 크다. 지나치게 공격적인 치료의 경우 적잖은 부작용 피해를 낳고 있다. 항생제의 과다 사용으로 항생제 내성균이 등장하고, 인체의 이로운 균마저 없애 환자의 건강을 위협하는 오늘날의 현실은 양방의 공격적인 치료가 낳은 부작용이 사회문제까지 된 사례일 것이다. 따라서 약물요법이든 수술요법이든 치료를 시작하기 전에 미리 부작용에 대해 점검할 필요가 있다. 특히 효과가 빠른 치료법이라면 더욱 신중해야 한다.

세상의 모든 치료에는 부작용의 가능성이 있고, 그 부작용을 최소한으로 줄이면서 몸에 더 유익한 결과를 얻는 것이 치료의 과정이다. 따라서 환자는 치료의 효과는 물론이고, 부작용에 대해서도 제대로 알아본 후 치료에 임해야 할 것이다.

■ 만성병의 증상완화법은 신중을 기하자

심장병, 중풍, 고혈압, 당뇨병, 아토피 등 오늘날 문제가 되는 대부분의 만성병은 잘못된 생활습관이 만든 병이다. 만성병처럼 발병 원인이 복합적이거나 명확하지 않은 경우, 현대의학은 증상 완화에 주력한다. 임시로 증상을 가라앉히는 약물요법이 주로 이루어지며, 평생 약을 먹어도 완치가 되지 않는 경우가 대부분이다.

더욱 문제가 되는 것은 아토피약과 같은 증상완화제의 장기 복용은 몸 전체의 균형을 깨고 면역력을 약화시켜 또 다른 병을 부추기는 부작용을 낳는다는 것이다. 따라서 양방에서 완치를 기대할 수 없는 만성질환의 경우, 무턱대고 증상완화법을 시작할 것이 아니라 발병을 부추기는 잘못된 생활습관을 바로잡는 생활요법부터 먼저 실천하는 것이 바람직하다. 생활습관의 교정을 통한 치료가 가장 안전하고 근본적인 치유법이다.

■ 우리 몸의 자연치유력을 고려하자

우리 몸에는 선천적으로 질병을 이겨 내는 힘인 자연치유력, 즉 면역력이 있다. 상처가 아물고 감기를 스스로 이겨 내는 것은 모두 우리 몸에 자연치유력이 있기 때문이다. 그러나 양방의 지나치게 적극적인 치료는 인체의 자연치유력을 약화시킨다.

시간이 지나면 해결될 수 있는 간단한 질병조차 지나치게 의학적으로 개입해 치유력을 무력화시키고 부작용을 낳기도 한다. 그 대표적인 예가 바로 감기다. 감기 바이러스에 감염되어 발병하는 감기는 우리 몸의 면역계가 바이러스에 대항할 항체를 스스로 만들어 무력화시키면서 자연치유가 된다.

최첨단을 자랑하는 양방에서도 감기 바이러스를 물리칠 실질적인 치료약은 없다. 양방에서 쓰는 감기약은 고열이나 콧물 등의 증상을 완화시키는 증상완화제일 뿐이다. 증상완화법은 인체의 면역력을 교란시켜 치유를 방해하기도 한다.

우리 몸은 잔병을 경험하면서 병에 대적할 노하우가 생기고 면역계가 강화된다. 따라서 지나치게 의학에 의존하는 것은 피하는 것이 좋다. 이것은 다른 모든 의학 역시 마찬가지다.

■ 개인의 특수성도 고려하자

현대의학은 과학적 지식을 기초로 한 평균적인 통계의학이다. 통계학적인 이론 속에 개인의 특성이 매몰되는 경우도 있다. 같은 병을 가진 사람이라고 해도 유전적 소인, 연령, 체력, 환경, 심리적 상태, 약물대사 능력, 면역력 등이 모두 다르다. 그러나 양방에서는 개인의 특성이 고려되지 않고 있다. 평균적인 통계로 만든 획일적인 치료법은 모든 사람들에게 같은 효과를 내지 않는다는 사실을 알아 둘 필요가 있다.

평균적인 통계에는 예외가 있게 마련이다. 이를테면 고혈압의 경우, 현대의학이 제시하는 정상 혈압의 기준치 안에 들어가지 않아도 건강한 사람들이 있다. 현대의학에서 말하는 수치는 어디까지나 '표준치'이지 모든 사람에게 해당되는 '정상치'는 아니다. 참고로 이용해야 할 상대적 정보이지, 무조건 의존해야 할 절대적 잣대는 아닌 것이다. 따라서 현대의학이 제시하는 건강과 질병에 대한 기준을 너무 절대적으로 받아들일 필요는 없다.

한방, 경험적·전체적·기능 중심적 의학

한방은 중국과 우리나라를 포함한 동아시아 지역의 전통 의학이다. 한의학은 고대 동양의 철학인 음양오행설을 기초로 완성되어 수천 년 동안 쌓아 온 경험의 의학이다.

한방은 지식체계의 바탕이 철학적, 전체적, 경험적, 기능 중심적, 건강 중심적 의학이다. 사람의 건강 상태를 '건강'과 '불건강'으로 구분하는 한의학은, 병든 부분에 집중하기보다는 몸 전체의 균형과 조화를 도모해 건강을 되찾으려는 건강 중심 의학이다. 따라서 국소적인 질환도 내부의 생리 변화와 연계해 치료하고, 모든 것을 전체 속에서 생각하는 종합치료의학이다.

양방에서는 진단 결과를 병(病)이라 하고, 한방에서는 증(證)이라는 개념으로 표현한다. 병자가 드러내 보이는 여러 증세를 관찰한 후, 불건강한 증상을 치료해 건강한 상태로 되돌려 놓는 것이 한방의 치료법이다. 양방이 인체를 분석적 · 구조 중심적으로 본다면, 한방은 총체적 · 기능 중심적으로 본다. 즉 눈에 보이지 않는 기능에 중점을 두고 치료한다.

한방과 양방은 건강과 질병에 대한 견해와 인체를 바라보는 시각에 차이가 있다. 가장 큰 차이점은 음양오행(陰陽五行), 기(氣), 경락(經絡)에 대한 인식의 차이다. 양방에서는 존재하지 않는 이들 개념이 한방의 중심 이론이다. 한의학을 이해하는 데 기본이 되는 기초 개념과 용어에 대해 간략히 이해해 보자.

■ 음양오행

음양오행(陰陽五行)은 한의학의 근본 이론으로, 세상 만물의 속성을 설명하고 인체를 파악하는 기본 골격이다. 한의학의 우주관과 인체의 생리, 병리, 진단, 치료에 대한 이론은 모두 음양오행설을 토대로 하고 있다. 대자연인 우주와 인체를 음양과 오행이라는 도구로써 분석해 균형과 조화를 이룬 인체의 건강을 추구하고 있다.

한의학의 상대성이론인 음과 양은 세상 어디에나 존재하는 상대적인 두 힘의 표현방식이다. 음과 양은 서로 상대적이지만 협조 보완하는 관계이다. 우리 몸의 음과 양이 평형상태를 이루게 하는 것이 한의학의 치료 목표이다.

음양(陰陽)이 사물의 본질을 이루는 기본 속성이라면, 오행(五行)은 음양을 좀 더 세분화해서 표현한 것이다. 오행은 우주만물을 구성하는 다섯 물질인 목(木), 화(火), 토(土), 금(金), 수(水)의 상호관계에 따라 모든 현상을 판단한다.

한의학은 오행의 상호 작용을 응용해 인체의 장기, 즉 오장의 상호 연관을 설명한다. 목(木)은 간장, 화(火)는 심장, 토(土)는 비장, 금(金)은 폐장, 수(水)는 신장으로 보고, 이들 장부가 서로 돕고 견제하는 상생(相生)과 상극(相剋)의 관계를 통해 질병을 진단하고 치료한다.

예를 들어 목(木)에 해당되는 간장은 수(水)에 해당되는 신장과 상생의 관계에 있고, 금(金)에 해당되는 폐와 상극관계에 있다. 따라서 간장의 기능이 약한 환자의 경우, 상생관계에 있는 신장의 기운을 강하게 하고, 상극관계에 있는 폐의 기운을 상대적으로 눌러서 간장의 기능을 정상화하는 치료를 한다. 이렇듯 한방에서는 음양오행의 상호 작용을 파악해, 인체의 본질과 현상을 이해한다.

■ 기

기(氣)는 생명의 근원이자 생명 에너지를 일컫는다. 기의 실체에 대한 가시적인 검증이 이루어지지 않아 과학적으로 인정받지 못하고 있지만, 한방에서는 세상 만물을 움직이는 힘의 근원을 '기' 라고 본다. 우리 몸 역시 인체의 기에 의해 움직인다는 이론이다.

■ 경락, 경혈

경락(經絡)은 인체에서 기가 흐르는 길을 일컫는다. 각 장부의 생명력이 흐르는 기의 통로인 경락은, 인체의 위아래로 흐르는 경(經)과 좌우로 흐르는 락(絡)으로 나눌 수 있다. 우리 몸에는 12경락이 있다.

경혈(經穴)은 기가 체내외로 드나드는 경락 선상에 위치한 구멍, 즉 혈 자리를 일컫는다. 자극을 주면 큰 반응을 보이는 곳으로 인체에는 약 1000여 개의 혈이 있다. 한방 치료를 할 때 침이나 뜸을 놓는 자리가 바로 경혈이다. 한의학에서 경락이나 경혈은 인체의 해부학적 구조물이 아니라 기능적인 반응점이라고 할 수 있다.

한방과 양방, 인체를 보는 시각의 차이

한방과 양방은 인체를 바라보는 시각에서도 차이가 난다. 양방에서 장기란 장기 자체를 일컫고, 한방에서는 그 장기와 관련된 기능을 통틀어 말한다. 양방에서 말하는 생리, 해부, 조직학적 차원의 장기보다 광범위한 개념이다.

신장을 예로 들어 보자. 양방에서 신장은 노폐물을 걸러 소변으로 내보내는 배설기관으로, 체내 전해질의 균형을 조절하고, 혈압과 호르몬 분비에 관여하는 해부학적 구조의 신장 자체를 말한다.

반면 한방에서 신(腎)은 기능적인 측면을 강조한다. 장기로서의 신장과 여기에 연결된 신 경락(經絡)과 신 기(氣)가 함께 이루는 복합적 기능을 신이라고 본다. 장기, 경락, 기의 복합체가 공동으로 특정한 생리기능을 발휘한다는 이론이다. 각 장기의 복합체가 상호 협조와 조화를 이룰 때 비로소 건강을 유지한다는 것이다.

눈에 보이는 구조가 아닌 기능 중심으로 인체를 바라보는 한방에서 주요 내장기관으로 꼽는 것은 오장육부이다. 일반적으로 오장육부(五臟六腑)라는 개념을 주로 쓰지만, 유형지부(有形之腑)인 오장(간, 심장, 비장, 폐, 신장)에 무형지부(無形之腑)인 심포를 넣어 육장육부(六臟六腑)라고 보기도 한다. 육부는 담, 위, 소장, 대장, 방광, 삼초를 일컫는다.

한방에서는 해부학적 구조가 규명되지 않은, 즉 눈으로 확인할 수 없는 삼초나 심포 등의 무형의 장기까지 중시한다. 양방의 장기가 철저하게 구조 중심적인 데 비해, 한방의 오장육부는 기능적인 가상시스템이라고 할 수 있다. 이들 장부는 기능적으로 특수한 관계를 맺고, 서로 돕고 견제하면서 균형을 유지한다는 것이 한방의 기본 이론이다.

한방에서는 심신의 모든 요소가 음과 양의 성질이 있어서, 음과 양이 조화를 이루면 건강한 상태이고 조화가 깨지면 불건강한 상태로 규정짓는다. 음양의 조화를 살펴 부족한 쪽을 보(補)하고 과한 쪽을 사(瀉)해,

음양의 균형을 되찾도록 하는 것이 한방의 치료 원리이다.

한방에서 병은 내외적 발병 요인에 따라, 체내 나쁜 기인 사기(邪氣)가 많거나 좋은 기인 정기(正氣)가 부족할 때 발병한다고 본다. 따라서 발병 요인인 사기를 제거하고 정기를 강화해, 음양의 불균형을 조절하고 정상적인 생리 상태를 만드는 데 치료의 중점을 둔다.

불건강한 상태를 건강한 상태로 되돌리기 위해 한방에서 주로 쓰는 치료법은 생약요법, 자극요법 등이다.

생약요법은 한방에서 흔히 쓰는 한약 치료법이다. 양방의 약물요법이 화학적으로 합성해 만든 화학약품 중심이라면, 한방에서는 자연에서 채취한 원형에 가까운 생약을 이용하기 때문에 약 자체가 조화되어 있고 부작용이 적다는 것이 특징이다. 한방에서는 증상에 맞는 생약을 이용해, 인체의 약한 장부와 강한 장부를 조절해 오장육부의 균형을 잡아 병을 치료한다.

자극요법은 기의 순환을 원활히 해서 자연치유력이 활성화되도록 몸의 특성 부위를 자극하는 치료법이다. 병든 장부와 연결된 경혈을 바늘로 찌르는 침, 국소적 열로 자극하는 뜸, 부항단지를 붙여 압력을 가하는 부항, 손으로 눌러 자극하는 지압 등의 방법이 쓰이고 있다. 가장 많이 쓰는 자극요법은 침구법이다.

전체적인 건강 증진과 만성질환에 유용한 한방

한방은 우리 몸 전체의 균형을 되찾아 병든 부위를 회복시키기 때문에 인체의 전반적인 건강 증진에 도움이 된다. 또한 자연스런 치료법으로 부작용이 적은 것이 특징이다. 수천 년을 이어 온 경험의학인 한방의 장점에 대해 구체적으로 알아보자.

■ 인체 건강을 종합적으로 증진한다

한방은 병든 부위에 집중하기보다는 우리 몸 전체를 보면서 병든 부위를 바라보는 것이 특징이다. 인체의 사기를 내몰고 정기를 강화해 몸 전체, 즉 오장육부의 균형을 되찾아 병든 부위를 회복시키는 치료 원리를 갖고 있다. 우리 몸을 전일적이고 유기적으로 접근하는 한방은 인체 전반의 건강 증진을 도모하는 종합의학으로 가치가 있다.

■ 부작용이 적다

자연과의 조화를 강조하는 한방에서는 자연스런 치료법이 발달했다. 따라서 치료의 부작용이 적은 것이 특징이다. 약물치료를 예로 들어 보자. 양방의 약물요법은 특정 성분만을 정제 추출한 화학약품을 주사로 혈관에 바로 주입해 가급적 빠른 효과를 내지만, 한방 치료는 자연 그대로의 약재를 소화 흡수시키는 과정을 거쳐 약효를 내게 하므로 부작용이 적다.

■ 병이 나기 직전이나 원인 불명 질환에 효과적이다

양방의 진단법은 인체의 형태학 및 생화학적 이상을 주로 찾아내는 검사법이다. 따라서 해당 장기 등이 구조상 이상이 없을 경우 대개 '정상'이라는 진단을 내린다. 양방의 검사로는 이상이 없다고 나오는데 실제로 환자는 고통을 겪는 경우가 있다. 이런 경우는 눈으로 확인할 수 없는 기능의 이상이므로 한방으로 치료하는 것이 현명하다.

한방에서는 눈에 보이지 않는 인체의 생명 에너지인 기(氣)가 장기간 손상을 받으면 인체 기능에 이상이 나타나고, 더 진행되면 눈에 보이는 질병으로 발전한다고 본다.

따라서 한방은 병이 나기 직전 상태인 미병(未病)의 단계에서 병을 다스리는 데 효과적이다. 신경성 질환이나 스트레스 질환 등 양방에서 발병 원인을 제대로 알 수 없는 질병의 치료에 도움이 된다.

■ 만성병에 효과적이다

한방은 급성보다는 만성질환에, 외과보다는 내과 질환에 대한 치료법이 발달했다. 양방이 구조적인 질환에 월등한 치료 효과를 발휘한다면, 한방은 기능적인 질환에 효과적이다. 양방으로 근본적인 치료법을 찾기 힘든 퇴행성 질환이나 자가면역 질환, 난치성 내과 질환 등에 치료 효과가 높은 편이다. 특히 좌골신경통, 중풍, 불임, 냉증, 안면신경 마비증 등에 효과적이다.

중풍의 경우, 급성 중풍일 때는 신속히 양방으로 정확한 원인 진단과 응급처치를 하는 것이 현명하다. 그러나 급성 중풍을 응급처치한 후 좀 더 근원적인 치료를 하는 데는 한방 치료가 효과적이다.

불임의 경우도 자궁 기형이나 난관 폐쇄, 선천적 무월경 등 구조적인 원인인 경우는 한계를 보이지만, 생식기관의 기능 저하나 부조화로 생기는 불임은 한방에서 치료 효과를 보이고 있다.

이외에도 골반 뼈에 지속적으로 나타나는 통증인 좌골신경통을 비롯한 각종 통증, 신체의 특정 부위만 차가운 냉증, 안면신경의 작용이 마비되어 얼굴의 한쪽이 틀어지는 장애를 보이는 안면신경 마비증 등에 탁월한 효과를 보이고 있다.

자연과의 조화를 비롯한 바른 양생법을 강조하는 한방은 질병의 치유와 예방에 보다 근원적인 해답을 가지고 있는 것도 특징이다. 잘못된 생활습관으로 인한 '생활습관병'이 문제가 되는 오늘날, 생활 속에서 발병의 원인을 바로잡는 치유의 길을 제시하고 있다. 한방은 '음식이 곧 약'이 되는 바른 식사법, 호흡법, 운동법, 조심법(調心法) 등 바른 양생법을 강조하는 생활의학이기도 하다.

■ 개인의 특수성을 고려한다

양방이 과학적 지식을 기초로 한 평균적인 통계의학이라면, 한방은 개인의 특성을 고려하는 개인의학(체질의학)이다. 똑같은 질병이라도 개인의 특성에 따라 증상이나 치료법이 다를 수 있다고 보고 있다.

사람마다 타고난 체질이 다르다는 의학적 고찰 속에서 다양한 체질론(사상체질, 오행체질, 음양체질 등)이 등장했고, 개개인의 체질적 특성에 맞는 치료법이 시행되고 있다. 양방에서 '어느 병에 무슨 약'이라는 비교적 획일적인 처방이 쓰인다면, 한방에서는 개인의 특수성을 고려한 치료법이 쓰이고 있다. 그래서 같은 병이라도 치료법이 다를 수 있고, 병이 달라도 치료법이 같을 수 있다. 한방은 개개인의 다양성을 인정하는 인간 중심의 의학이다.

한방 진료, 이것만은 주의하자

한방은 생리·병리 등의 이론을 과학적으로 설명하기 어렵고, 임상 정보도 쉽게 제공하지 못하는 단점이 있다. 그러다 보니 인체 내의 세밀한 생명 현상에 대해 보다 정확한 해답을 구하는 데 한계가 있다. 또한 한방에서 사용하는 용어는 오늘날 우리가 보편적으로 쓰는 말과 다르며, 한방의 주요 이론 역시 과학적 검증이 이루어지지 않은 탓에 '미과학'으로 간주되기도 한다.

그러나 한의학은 인체의 질병에 대한 합리적 설명, 진단 및 처방의 보편성, 예후에 대한 예측 등 과학적인 의학으로서의 기본 요건을 갖추고 있다. 다만 분석이 정밀하지 못하기 때문에 객관적인 언어로 표현하는 데 한계가 있고, 검증 가능성의 측면에서 다소 취약점을 보이고 있다.

따라서 앞으로 한방은 환자들이 쉽게 접근할 수 있는 임상 정보에 대한 과학적인 데이터를 만드는 노력을 적극적으로 기울여야 할 것이다. 양방에서 제공하는 해당 수술의 성공률과 사망률, 해당 약물의 치료율과 부작용 발생률과 같은 객관적인 자료를 축적해 제공해야 한다. 객관적인 임상 통계와 정보를 구축할 때, 의료 소비자들로부터 진정한 신뢰를 받을 수 있다.

한방 치료를 받을 때 주의할 점을 구체적으로 알아보자.

■ 진단은 양방으로 정밀하게 검사하는 것이 낫다

한방으로 치료를 하더라도, 먼저 양방으로 정밀한 진단을 받아 보는 것이 좋다. 한방에도 고유의 진단법이 있기는 하지만, 양방에 비해 정밀성이 떨어지는 것이 사실이다. 특히 인체의 기질적인 이상은 그 원인을 찾기가 어렵다. 예를 들어 어지럼증의 경우 철분 부족, 귀 평형기관의 이상, 뇌신경의 이상, 경추의 이상 등 그 원인이 다양하다. 우선 양방의 정밀한 검사를 통해 정확한 진단을 받는 것이 현명하다.

진단이 바르게 이루어져야만 제대로 된 치료를 할 수 있다. 한방 진단과는 별도로 양방으로 검사와 진단을 받은 후에 치료에 임하자.

■ 응급, 급성질환은 양방으로 신속히 대처하자

한방은 양방에 비해 치료 효과가 대체로 늦게 나타난다. 생명이 위급한 응급 및 급성질환의 경우 신속하게 대처하는 데 한계가 있다. 수술과 같은 외과적 상황에서도 효과적으로 대처하기 어렵다. 따라서 응급, 급성, 외과 질환은 양방으로 신속하게 치료를 받는 것이 현명하다.

■ 명현현상과 부작용에 대해 미리 알아보자

세상의 모든 치료법은 부작용의 가능성이 있고, 한방 치료도 예외는 아니다. 자연적인 치료법을 시행하는 한방은 양방보다 부작용이 적기는 하지만, 부작용의 가능성이 전혀 없는 것은 아니다. 실제 한방에서도 침 치료나 한약 복용 후 부작용이 나타나는 경우가 있다. 따라서 환자는 치료 효과는 물론 부작용에 대해서도 제대로 알아본 후에 치료를 하는 것이 좋다.

한방 치료를 하다 보면 명현현상, 즉 몸이 호전되는 과정에서 일시적으로 나타나는 이상 증세를 겪기도 한다. 치료를 통해 서서히 기혈순환이 촉진되고 신진대사가 원활해지면 몸에 쌓여 있던 노폐물이 배출되거나, 오랫동안 막혀 있던 기혈이 소통을 시도하면서 피로감을 느끼는 등 이상 증상이 일시적으로 나타나기도 한다.

그러나 환자가 명현현상과 치료의 부작용을 구별하기는 쉽지 않다. 한약의 경우를 예로 들면, 약을 복용하고 대략 1주일 이내에 일시적인 이상 증상이 나타났다가 사라지고 그 후 병세가 호전된다면 명현현상이다. 그러나 약을 복용할 때 계속 이상 증상이 나타난다면 약으로 인한 부작용이다.

인삼을 예로 들어 보자. 인삼을 먹은 후 몸이 더워지면서 속이 편해지고 머리가 맑아진다면 그 열감은 명현현상이다. 그러나 몸이 더워지면서 가슴이 답답하고 피로하며 오래 먹었을 때 두통이나 안구 충혈, 혈압상승 등을 동반한다면 이는 인삼으로 인한 부작용이다. 치료를 하면서 자신의 몸의 변화에 주의를 기울이고, 새로운 증상이 나타나면 아무리 사소한 것이라도 담당 한의사와 상담을 하는 것이 좋다.

대체의학, 주류의학을 보완 대체하는 치료법

대체의학이란 현대의학이 해결하지 못한 한계점을 보완 대체할 수 있는 치료법을 말하며, '보완대체의학', '자연의학' 등으로 부르기도 한다. 오늘날 문명과 반자연적인 생활로 인한 병이 확산되면서, 자연의학을 비롯한 다양한 대체의학이 주목을 받고 있다.

미국에서는 1992년 국립보건원에 대체의학과가 개설되면서 대체요법에 대한 본격적인 연구가 시작되었고, 우리나라에서도 2004년 대한보완통합의학회가 결성되는 등 사회적인 관심이 점차 커지고 있다.

대체의학은 환자의 신체적인 병변 부위에만 치중하는 치료가 아니라 인체를 종합적이고 전인적인 방법으로 고찰하여 정신적·사회적·환경적인 면까지 균형을 이루게 하고, 치유력을 강화해 심신을 치료하는 의학이다. 단지 질병의 증상을 제거하는 '질병의학'이 아니라 인간의 치유 능력을 높여 건강을 전체적으로 개선시키는 '건강증진의학' 을 지향하고 있다.

대체의학은 인간의 자연치유 능력을 조율하고 복원하는 의학으로, 면역력을 강화하는 다양한 접근방식을 동원하고 있다. 니시요법, 동종요법, 영양요법, 척추교정법, 향기요법, 수치료, 아유르베다, 심신요법, 수기요법, 자기요법, 테이핑 요법, 목욕요법, 반사요법, 찜질요법, 온열요법, 지압, 요가, 단전호흡, 기공, 명상, 참선, 최면요법, 바이오피드백, 아봐타 프로그램, 미술요법, 음악요법 등이 모두 넓은 의미에서 대체의학이라고 할 수 있다.

대체의학의 장점은 자연적인 치료 방식을 주로 이용하므로 부작용이 적다는 것이다. 또한 우리 몸의 면역력을 강화해 병을 다스리므로 만성병과 난치병 치료에 도움이 된다. 현대의학에서는 근본적인 치료법이 없는 만성병이나, 확실한 병명이 없으면서 일상생활에 불편을 주는 기능성 장애나 신경성 질환에 효과가 있다.

반면 대체의학의 단점은 질병의 진단과 급성질환에 대한 대처가 취약하다는 데 있다. 인체의 면역력을 강화하는 단계를 거쳐 병적인 현상을 바로잡기 때문에 대체로 효과가 늦게 나타나는 편이다. 그러다 보니 병의 진행 속도가 빠른 질환의 경우 효과가 미흡한 경우가 많고, 원하는 효과를 얻기까지 오랜 시간이 걸리기도 한다.

현대의학처럼 임상 효과에 대한 제대로 된 연구가 이루어지지 않은 탓에 올바른 정보를 얻기가 어렵다는 것도 단점이다. 제도권 의학과 달리 '사이비'나 '악덕 상술'을 구별해 낼 수 있는 제도적 틀이 없기에 신중하게 선택할 필요가 있다.

대체요법 진료, 이것만은 주의하자

자신의 병을 치료하기 위해서 대체요법 가운데 도움이 될 만한 치료법을 선택해 이용할 수 있다. 특히 양한방 의학으로 뚜렷한 해결책이 없는 병이라면, 환자와 보호자가 적극성을 가지고 대체의학에서 가능성을 찾아보는 것이 현명하다.

그러나 대체요법의 선택이 쉽지는 않을 것이다. 우선 제도권 의학과 달리 객관적인 임상 통계와 정보가 빈약하고, 의료제도로 보장이 되지 않기 때문이다. 각각의 대체요법은 장점과 더불어 한계가 있다. 그 어떤 요법도 만능일 수 없으므로 자신에게 맞는 것을 선택해 현명하게 이용하는 지혜가 필요하다.

대체요법의 선택과 진료 시 알아야 할 점을 구체적으로 살펴보자.

■ 먼저 현대의학으로 정확한 진단부터 받자

자신의 질병에 대해 정확하게 아는 것이 무엇보다 중요하다. 따라서 치료에 앞서 현대의학의 진단법으로 자신의 상태를 제대로 파악해야 한다. 각각의 대체요법은 저마다 진단법이 있지만, 현대의학의 진단 수준에는 미치지 못한다. 대체의학으로 치료를 받더라도 우선 일반 양방 병원에서 검사와 진단을 받아 자신의 질병에 대해 바로 이해하도록 하자.

■ 응급, 급성 질환자의 이용은 위험할 수 있다

생명이 위급한 상황에서는 검증된 의학으로 신속히 치료를 받아야 한다. 급성 및 응급 상황이 발생했을 때는 병원의 응급실을 통해 빠르게 대처하는 것이 가장 안전하다. 평소 치료 효과가 뛰어나다는 말만 듣고 응급 상황에서 바로 대체의학 치료를 받는 것은 자신의 생명을 걸고 하는 모험일 수 있다.

■ 효과와 부작용을 사전에 파악하자

환자나 보호자가 우선 대체요법의 자료와 정보를 모아서 공부해야 한다. 자신에게 효과적인 치료법으로 어떤 것이 있는지 알아보고, 해당 요법으로 치유한 사람들을 찾아 적합한 방법인지를 적극적으로 알아보는 것이 좋다.

모든 대체요법이 모든 사람에게 똑같은 효과를 내는 것은 아니다. 좀 더 효과적인 질환이 있고 효과가 미미한 질환이 있다. 따라서 특정 질환에 걸린 사람이 어떤 요법으로 큰 효과를 봤다고 해서, 그 결과만 보고 무턱대고 따라 해서는 안 된다.

대체요법을 선택할 때는 우선 축적된 경험 사례와 충분한 임상 결과를 가지고 있는지, 언제부터 이용되어 왔는지, 자신의 질환에 잘 맞는지, 치료 성공률은 얼마나 되는지, 위험요소와 부작용은 없는지, 얼마 동안 치료를 받아야 하는지, 지속적으로 치료받기 쉬운지, 해당 요법을 실행한 후에 몸에 어떤 변화가 있는지, 비용은 얼마나 드는지 등을 자세히 알아보아야 한다.

무엇보다 부작용이 없는 안전한 방법인지를 점검해야 한다. '자연적'이라고 해서 그것이 안전하다는 것을 의미하지는 않는다. 대부분의 대체요법은 현대의학처럼 큰 부작용이 없는 것이 특징이지만, 해당 요법이 안전한 치료법인지는 반드시 미리 점검할 필요가 있다. 그 시술의 장점 못지않게 단점까지도 제대로 알아본 후에 치료를 하자.

■ **만병통치라고 주장하는 곳은 경계하자**

세상에 만능의학과 만병통치약은 없다. 인간이 완벽할 수 없듯이, 어떤 의학도 완전할 수는 없다. 만약 어떤 요법이 만능이자 만병통치라고 주장한다면 '과대광고'나 '사이비 의료'라고 보아도 무방할 것이다. 면역력을 강화해 질병을 치유하는 데도 분명 한계가 있고, 고치지 못하는 질병이 있게 마련이다.

해당 요법의 장점은 물론 한계에 대해서도 솔직하게 공개하는 곳이라면 대체로 믿을 수 있다. 모든 병을 기적적으로 고칠 수 있다고 말하거나, 건강상의 모든 문제를 다 아는 것처럼 말하거나, 제도권 의학이나 다른 치료법을 무조건 비난하는 곳이라면 사이비 의료일 가능성이 크다.

■ 치료사의 전문성도 미리 알아보자

치료를 담당할 대체요법 치료사의 전문성도 신중히 알아보아야 한다. 제도권 의학처럼 자격 관리가 어려운 대체의학 분야는 유능한 전문가에서부터 초보자, 심지어 사기성이 있는 이들까지 그 층이 다양하다.

따라서 해당 치료사가 그 분야에 대해 충분히 교육을 받았는지, 풍부한 임상 경험으로 실력을 갖추었는지 등을 확인할 필요가 있다. 특히 중병을 앓고 있는 환자라면 해당 요법 치료사의 전문성과 경력을 꼼꼼히 알아본 후에 치료에 임해야 한다.

대체요법 치료사를 결정할 때는 우선 상담을 해보고 판단하는 것이 좋다. 환자가 겪고 있는 증상과 고통을 자세히 듣고 나서, 해당 요법의 치료 과정을 구체적으로 설명하고, 치료 과정에서 문제가 될 수 있는 부분에 대해서는 진솔하게 말하는 치료사를 선택하는 것이 좋다.

자신이 모르는 부분에 대해서는 솔직하게 모른다고 말하는 치료사는 비교적 신뢰할 수 있다. 진솔하고 성실한 설명은 주류 의학이든 비주류 의학이든 자신의 건강을 맡길 전문가를 선택하는 데 중요한 기준이 된다.

■ 여러 가지 치료를 병행할 때는 미리 알리자

한 가지 이상의 치료를 병행할 경우에는, 담당 치료사나 의사에게 두루 이해를 구하는 것이 안전하다. 경우에 따라서는 현대의학의 치료와 대체의학의 치료가 서로 작용해 좋지 않은 결과를 낳기도 한다. 이를테면 대체의학에서 이용하는 기능성 식품이 의약품과 상호 작용해 부작용을 일으킬 수 있다. 병행 치료를 한다는 사실을 숨기다가 더 큰 화를 부르기도 하므로 미리 공개하는 것이 바람직하다.

대체의학을 무조건 배척하는 의사나 현대의학을 무조건 배척하는 대체의학자라면, 환자의 건강을 맡기기에 좋은 파트너가 아니다. 진정 진지하고 성실한 의사나 치료사는 자신이 전공하지 않은 분야에 대해서 무턱대고 배척하지 않고, 폭넓게 관심을 가질 것이다.

또한 대체의학으로 치료를 할 때도 환자는 적극적인 치료의 주체가 되어야 한다. 무조건 전문가에게 맡긴다는 생각을 버리고, 치료 과정을 제대로 이해하고 스스로 몸의 변화를 점검하면서 적극적인 치료의 주체가 될 때 치유를 앞당길 수 있다.

PART 2

양·한방
똑똑한 병원 이용
가이드

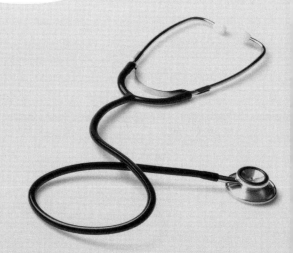

보건소에서 대학병원까지
다양한 병원 이용 가이드

똑똑한 소비자라면 대부분 동네 슈퍼와 재래시장, 대형마트, 백화점의 장단점을 잘 알고 있다. 그리고 상황에 따라 적절하게 이용할 줄 안다. 이런 지혜는 우리의 건강과 직결된 병원 선택에서도 반드시 필요하다.

동네 작은 의원에서부터 대형 종합병원까지 우리가 이용할 수 있는 의료기관은 다양하다. 의료기관은 규모에 따라 의원, 병원, 종합병원, 종합전문요양기관(대학병원)으로 분류한다. 이들 병의원은 주요 역할이 다르고 저마다 장단점이 있는 만큼 상황에 맞게 이용해야 할 것이다. 보건소에서 대학병원까지 다양한 의료기관의 주요 기능은 다음과 같다.

보건소, 실속파 의료 소비자의 건강 도우미

지역민의 건강 증진을 위해 설치된 보건소는 나라의 세금을 국민들에게 환급해 주는 기능을 하는 보건기관이다. 예전에는 형편이 어려운 이들이 주로 이용하는 곳이라는 인식이 강했고, 진료 영역도 지극히 제한적이었다. 그러나 요즘은 무료 혹은 저렴한 비용으로 다양한 진료가 가능하고, 유익한 건강 정보를 얻을 수 있어 실속파 의료 소비자들에게 인기가 높다.

의료기관의 종별 분류

- **보건소** : 지역주민의 건강 증진을 위해 설치된 보건기관
- **의원** : 외래 환자를 주로 진료하는 소형 의료기관
- **병원** : 입원 환자 30인 이상을 수용할 수 있는 시설을 갖춘 중형급 의료기관
- **종합병원** : 입원 환자 100인 이상을 수용할 수 있는 시설을 갖춘 대형 의료기관
- **종합전문요양기관(대학병원)** : 종합병원 가운데 시설, 장비, 인력 등을 고려해 별도 지정한 곳으로 주로 대학 부속병원이 해당된다.

보건소의 가장 큰 장점은 의료비용이 저렴하며, 공공의료기관인 만큼 과잉 진료로부터 비교적 자유롭다는 것이다. 반면 일반 병원만큼 진료 영역이 다양하지 못하고, 가까운 거리에 있는 동네 의원처럼 이용하기 편하지 않다는 것이 단점이다.

보건소의 진료 내용은 지역마다 차이가 있기 때문에, 해당 지역 보건소에 어떤 진료 서비스가 있는지를 알아보아야 한다. 공공의료의 주인은 지역주민이므로 해당 지역 보건소에 희망하는 보건의료 서비스가 없을 때는, 적극적으로 요구하면 좀 더 많은 혜택을 누릴 수 있을 것이다.

보건소를 이용하기 위해서는 우선 자신이 거주하는 지역의 보건소를 파악하고 있어야 한다. 지역 보건소에 대해서는 해당 구청에 전화 문의를 하거나, 보건소 대표 홈페이지를 이용하면 알 수 있다. 보건소 홈페이지(http://chc.mohw.go.kr)에서 지역 보건소를 검색하면 된다.

지역마다 진료 내용과 운영시간, 건강 관련 서비스 등이 다르기 때문에 미리 해당 보건소의 이용 내역을 자세히 알아보는 것이 좋다. 토요일이나 야간 진료를 하는 보건소도 많으므로 미리 알아 두면 실속 있게 이용할 수 있다.

보건소에서 누릴 수 있는 다양한 의료서비스 혜택은 다음과 같다.

■ 영유아 대상 혜택

유아 예방접종 : 영유아의 예방접종을 무료 혹은 저렴한 비용으로 실시한다. 지역에 따라 조금씩 차이가 나는데, 영유아에게 필요한 법정 기본

예방접종이 대부분 무료다. 영아가 보건소를 이용할 때는 생후 1주 이내에 실시하는 간염 예방접종을 하면서 보건소에 등록을 하는 것이 좋다. 보건소에 등록을 하면, 부모가 예방접종일을 잊어도 보건소에서 휴대전화 문자 메시지 등을 통해 미리 알려주어 예방접종 시기를 놓치지 않게 해 준다.

■ 임산부 대상 혜택

임산부 검사 : 임신 진단 및 기본검사, 초음파 검사(10~30주 사이), 태아 기형아 검사(트리플 마커), 신생아의 선천성 대사이상 검사(기본 6종) 등을 무료 혹은 저렴하게 실시한다.

철분제 공급 : 임신·출산 서적과 철분제 및 영양제를 무료로 제공한다. 태교 및 아기 두뇌개발 CD, 라마즈 체조 비디오테이프 등을 대여하기도 한다.

■ 각종 성인 대상 혜택

성인 예방접종 : 성인들을 대상으로 B형 간염과 인플루엔자 등의 예방접종을 일반 의원의 1/5 이하 비용으로 실시한다.

성인병 검진 : 각종 성인병 검진과 에이즈·임질·매독을 비롯한 성병 검진, 장애자 검진을 무료로 실시한다.

성인병 치료 : 만성질환인 고혈압이나 당뇨병, 퇴행성관절염 등을 저렴한 비용으로 치료한다.

결핵 치료 : 결핵의 진단과 치료를 한다. 병원이나 의원에서 결핵 진단을 받았다면, 의사의 소견서를 받아 보건소 결핵 치료실에 등록하면 저렴한 비용으로 치료와 관리를 받을 수 있다.

물리치료 : 대부분의 보건소에서는 노년층을 대상으로 무료 혹은 저렴한 비용으로 물리치료를 실시한다. 중풍 등으로 쓰러진 경우에는 지역에 따라 재활치료를 받을 수 있는 곳도 있다.

한방 및 치과 치료 : 한의사나 치과의사가 함께 근무하는 보건소의 경우, 한방 치료나 치과 치료도 저렴하게 받을 수 있다. 치과를 운영하는 곳에서는 치아 홈 메우기나 불소도포 등을 무료 혹은 저렴한 비용으로 실시한다.

■ 진료 외의 혜택

건강 정보 제공 : 보건소마다 특색 있는 건강 정보를 제공하는 곳이 많다. 3세 미만 아이를 위한 '아기 마사지 교실', 모유 수유의 장점과 젖 물리는 자세 등에 대한 '모유 수유 교실', 생후 6~12개월 아기를 위한 '이유식 교실', 1~4세 아이를 위한 '응급처치 교실' 등의 건강 정보 교실을 무료로 운영하는 곳이 많다.

건강 프로그램 운영 : 요통운동 교실, 비만운동 교실 등 각 지역 보건소마다 다양한 건강교실을 운영하고 있어 무료 혹은 저렴한 비용으로 이용할 수 있다.

가정방문 간호 : 거동이 불편한 환자들은 지역 보건소에 요청하면, 가정간

호사가 직접 집으로 찾아와 상담과 간호 등을 실시한다.

의료비 지원 : 희귀 난치성 질환, 선천성 이상아, 불임부부, 비만아동, 암 환자 가운데 지역 보건소에서 정한 선정 기준에 드는 이들은 의료비 지원 혜택을 받을 수 있다.

의원, 잘 활용하면 우리 가족 주치의

의원은 가족이나 직장 단위의 외래 진료가 중심이 되는 소형 의료기관이다. 환자들 가운데는 '큰 병원이 무조건 좋다. 큰 병원에 가면 더 빨리 나을 수 있다'는 편견을 가진 경우가 많다.

그러나 실제로 많은 질병이 일반 의원에서도 치료가 가능하다. 중증 질환이나 정밀검사, 수술이나 입원치료 등에서 한계를 보이는 단점이 있지만, 진료의 질은 큰 병원에 결코 뒤지지 않는다. 따라서 일반적인 질환의 경우는 의원을 이용하는 것이 현명하다. 의원의 장점을 구체적으로 알아보자.

■ 전문의의 진료를 받을 수 있다

대학병원은 선택진료가 아닌 경우 주로 레지던트(전공의)나 펠로우(전임의)가 진료를 한다. 그러나 의원이나 작은 병원은 전문의가 진료를 하는 경우가 많다. 대학병원에서 인턴이나 레지던트 과정을 거치고 전문의 자격증을 취득한 의사들이 주로 개업을 해서 의원이나 작은 병원을 운영하므로 전문성에 있어 결코 뒤지지 않는다. 요즘은 큰 병원이 아니어도 중풍이나 아토피 등 특정 질환만 전문으로 하는 의원도 많다.

■ 기다리는 시간을 줄일 수 있다

작은 의원은 큰 종합병원처럼 붐비지 않기 때문에 굳이 예약을 하지 않아도 원하는 시간에 진료를 받을 수 있다. 하지만 대형 병원은 환자가 많은 탓에 진료 대기시간이 길어 불편하고, 정작 진료시간은 짧아 제대로 상담이 이루어지지 않는다. 오래 기다릴 필요가 없는 의원은 이용하기가 편리하다는 것이 큰 장점이다.

■ 진료비용이 적게 든다

의료기관의 진료비용은 상급 병원일수록 높기 때문에, 의원은 상대적으로 진료비용이 적게 든다. 각종 처치 및 검사 단가(가산율)와 환자가 부담하는 비용(본인부담금)은 큰 병원일수록 높게 나온다. 의료기관의 종류에 따른 진료비용 가산율은 보건소는 0%, 의원은 15%, 병원은 20%, 종합병원은 25%, 대학병원(종합전문요양기관)은 30% 순으로 증가한다. 환자가 부담하는 본인부담금도 큰 병원일수록 높아진다.

■ 자신만의 주치의를 만들 수 있다

대형 종합병원에서는 시간에 쫓기며 진료를 받는 경우가 대부분이다. 하지만 작은 의원에서는 비교적 시간적 여유를 갖고 진료를 하므로, 자신의 건강상 문제를 충분히 상담할 수 있다. 좋은 의원을 정해 지속적으로 건강관리를 하다 보면, 자연스럽게 자신의 주치의를 만들 수 있다.

대학병원, 진료·교육·연구 기능의 종합 의료센터

대형 종합병원인 대학병원은 어려운 진료와 수술, 입원을 주로 담당하는 곳이다. 일반 의원에서는 치료하기 힘든 난치병이나 희귀 질환, 소규모 병원에서는 진단이 불확실한 질환, 입원을 필요로 하는 중증 질환, 흔한 질병이라도 합병증이 생긴 경우에 대학병원을 이용하게 된다. 대학병원의 장점을 구체적으로 알아보자.

■ 중증 질환에 전문적인 진료를 받을 수 있다

대학병원 의사들은 주로 한 분야를 깊이 있게 연구한다. 내과의 경우 당뇨병, 혈압, 내분비 등으로 더욱 세분화해서 공부하고 진료하기 때문에, 해당 질병에서는 전문적인 진료를 받을 수 있다.

■ 우수한 검사 시설로 진단기술이 앞서 있다

작은 의원에서 의료 장비 부족으로 제대로 진단할 수 없는 질병도 다양한 검사 시스템을 통해 진단해 낸다. 희귀 질환처럼 제대로 된 진단 장비 없이는 병을 찾아내지 못하는 경우라면 대학병원에 가야 한다.

■ 여러 의사의 진료로 실수할 가능성이 적다

입원 환자의 경우, 한 환자를 여러 의사들이 보기 때문에 의료진이 실수할 가능성이 적다. 주치의는 한 명이지만, 상급 의사들이 함께 환자를 보고 치료 과정에 대해 보고를 받기 때문에 실수할 가능성이 낮다.

■ 다양한 진료와 최첨단 치료가 가능하다

수술치료와 입원치료 등 진료영역이 다양하다. 또한 로봇 수술, 컴퓨터 수술, 레이저 수술 등 첨단 장비와 시설을 이용한 최신 치료가 가능하다.

대학병원은 여러 가지 장점이 있는 반면, 진료수가가 높아 의료비용이 많이 드는 것이 단점이다. 기본적인 진료비 외에도 많은 검사를 해야 하므로 의료비 부담이 가중된다. 상급 의료기관으로서 보다 정확한 진단을 해야 하므로, 고비용의 정밀검사를 주로 시행한다. 그러다 보니 단순 두통에도 바로 MRI 촬영을 하기도 한다.

또 대학병원은 진료 대기시간이 길고 이용하기 불편하다는 것이 큰 단점이다. 서울에 있는 일류 병원의 경우, 환자가 진료 예약을 해도 평균 한 달 정도 기다려야 하고, 입원이나 수술 일정을 잡는 데 한 달 이상 소요되는 경우도 있다. 그러다 보니 환자가 원할 때 치료를 받지 못하는 경우가 많다.

대학병원을 이용하기 위해서는 환자가 장시간 기다려야 하지만, 실제 진료시간은 짧고, 검사 결과나 치료 과정에 대해 제대로 설명을 들을 수 없는 실정이다. 환자들이 너무 많이 몰리기 때문이다. 의사의 설명 부족, 복잡한 진료 환경, 불친절한 서비스 등으로 환자들의 불만이 높은 곳이 바로 우리나라 대학병원이다.

대학병원은 진료 기능만 하는 의료기관이 아니다. 3대 기능, 즉 진료, 교육, 연구를 함께 수행한다. 의학 이론을 배우는 것만으로는 의사가 될 수 없다. 의과 대학생들의 교육은 물론 의대를 졸업한 초보 의사들이 실제 임상 경험을 쌓고, 선배 의사로부터 산지식을 전수받는 곳이 대학병원이다. 그러다 보니 대학병원에서는 환자가 교육이나 연구의 대상이 되기도 한다. 대학병원이 꼭 해야 할 중요한 역할이지만, 그로 인해 환자가 여러 의사들에게 둘러싸여 환부를 보이는 등의 불편을 겪기도 한다.

전문성을 살펴야 할 중소병원

중소병원은 작은 의원과 대학병원의 중간적인 역할을 하는 의료기관이다. 병원의 규모나 보유 의료 장비, 이용의 편리도, 의료비용 등이 의원과 대학병원의 중간이라고 보면 된다.

그러다 보니 의원에서 할 수 없는 검사나 입원 치료가 가능하고, 대학병원보다 이용하기 편리하고, 진료 대기시간이 짧은 것이 장점이다. 반면 의원보다는 환자와의 유대감이 떨어지고 진료비용이 더 들며, 대학병원보다는 의료 장비나 전문성이 떨어지는 단점이 있다. 중소병원 의사들은 비교적 자주 교체되는 편이어서, 환자가 진료의 연속성을 이어 가기 힘든 경우도 있다.

요즘은 중소병원 가운데도 특정 질환만 전문으로 하는 병원이 있다. 척추질환 전문병원, 산부인과 전문병원, 안과 전문병원 등 특정 질환에서 전문성을 쌓은 병원의 경우, 대학병원만큼 전문적인 진료를 하기도 한다.

따라서 중소병원을 이용할 때는 먼저 해당 병원의 전문성을 미리 확인할 필요가 있다. 안면을 익히고 있는 동네 의원의 의사나, 1단계 진료를 받은 의원을 통해 자신의 질병에 대해 전문성이 있는 중소병원을 물어보면 도움을 받을 수 있다.

똑똑한 환자의 좋은 병원 찾기

좋은 치료를 받기 위해서는 의료 소비자가 스스로 좋은 병원과 좋은 의사를 찾아야 한다. 좋은 상품을 사기 위해 시장을 두루 둘러보고 상점마다 물건을 비교해 보듯이, 병원 역시 의료 소비자의 적극적인 정보 수집과 신중한 선택이 필요하다.

그러나 대다수의 사람들은 단지 집에서 가깝다는 이유로, 혹은 큰 대학병원이 좋을 것이라는 막연한 생각으로 병원을 선택하고 있다. 또 어디나 실력이 비슷할 것이라고 여기는 이들도 있다. 이것은 잘못된 생각이다. 보다 실력이 있고, 환자에게 좀 더 정성을 기울이는 병원이 있다. 건강의 중요성을 생각한다면, 병원을 선택할 때 신중을 기해야 할 것이다.

의료라는 상품은 다른 상품 및 서비스와 달리 전문성을 요하기 때문에, 관련 정보를 얻고 선택의 안목을 갖추기가 쉽지 않다. 그리고 소비자인 환자에 비해 공급자인 병원과 의사가 절대적인 주도권을 쥐고 있다. 이런 현실 속에서도 자신의 건강을 지키기 위해 더욱 좋은 병원과 좋은 의사를 찾으려는 노력을 포기해서는 안 된다.

일반적으로 병원을 선택할 때는 자신의 병과 잘 맞는 곳을 선택하는 것이 바람직하다. 병원의 규모에 매이지 말고, 자신의 질병에 대한 전문성을 가진 병원을 선택하는 것이 현명하다. 해당 병원의 전문성과 의료 서비스 등을 알아보기 위해서는, 보건복지가족부와 건강보험심사평가원에서 정기적으로 발표하는 각종 병원 평가 결과를 참고하면 도움이 될 것이다.

병원을 오래 다녀야 하는 경우라면 이용의 편리성도 감안해야 한다. 담당 의사로부터 지속적으로 진료를 받을 수 있는지, 진료 대기시간이 어느 정도 되는지, 휴일이나 야간에도 운영하는지, 기타 의료 서비스가 얼마나 포괄적으로 이루어지는지 등을 미리 알아보는 것이 좋다. 의료 소비자가 반드시 알아야 할 좋은 병원을 찾는 방법에 대해 구체적으로 살펴보자.

병원 평가 정보를 참고하자

바른 선택을 위해서는 올바른 정보가 필요하듯, 병원을 선택할 때도 제대로 된 정보를 가급적 많이 모으는 것이 중요하다. 우선 같은 병을 앓고 있는 친지나 환자 모임 등을 통해서 좋은 병원을 알아보자. 환자와 그 가족을 통하면 실질적인 정보를 얻을 수 있는 경우가 많다.

정보의 보고인 인터넷을 통해서도 유용한 정보를 얻을 수 있다. 단, 인터넷에는 상업적인 광고가 많으므로 바른 정보를 가려내는 안목이 필요하다.

공공기관에서 제공하는 병원 평가 정보도 좋은 병원을 찾는 데 도움이 된다. 보건복지가족부는 전국의 종합병원을 대상으로 한 병원 평가 결과를 공개하고 있다. 2004년 500병상 이상 종합병원, 2005년 260~500병상 종합병원, 2006년 260병상 미만 종합병원, 2007년 500병상 이상 종합병원을 대상으로 한·평가 결과를 발표했다. 2007년 전국 428개 응급의료기관 평가도 발표했다.

아직 병원의 실력과 질병의 치료율을 제대로 가늠할 수 있는 평가는 아니지만, 병원을 이용하는 환자가 참고할 만한 정보다. 보건복지가족부 홈페이지(www.mw.go.kr)에서 '생생정책 정보 → 주요 정보 공개

'건강IN'에서 각종 병원 평가 정보 얻기
http://hi.nhic.or.kr

건강보험공단에서 운영하는 건강정보 전문 포털사이트 '건강IN(http://hi.nhic. or.kr)'을 이용하면, 보건복지가족부에서 발표한 2004~2006년까지의 종합병원 평가 결과와 건강보험심사평가원에서 발표한 각종 병원 평가 결과를 모두 볼 수 있다.

| 초기화면 | → | 병원 / 약국 이용 정보 | → | 병원 평가 정보 | → | 의료기관 평가 결과 |

- 2004년 500병상 이상 종합병원 평가 결과
- 2005년 260~500병상 종합병원 평가 결과
- 2006년 260병상 미만 종합병원 평가 결과
- 2007년 500병상 이상 종합병원 평가 결과

| 초기화면 | → | 병원 / 약국 이용 정보 | → | 병원 평가 정보 | → | 진료 평가 정보 |

- 감기 등 급성상기도 감염에 대한 항생제 처방률 평가 결과
- 주사제 처방률(외래) 평가 결과
- 약 품목 수 평가 결과
- 제왕절개 분만 평가 결과
- 급성심근경색증 평가 결과
- 뇌졸중 평가 결과
- 진료량 지표(수술 건수) 평가 결과

방'으로 들어가 해당 평가를 입력해 검색하면 그 결과를 자세히 알 수 있다.

건강보험심사평가원에서 하는 다양한 병원 평가 결과도 눈여겨볼 만하다. 건강보험심사평가원 홈페이지(www.hira.or.kr)에서 '국민 서비스 → 병원 정보 → 병원진료 정보 → 진료 정보 검색'으로 들어가면, 감기 등 급성상기도 감염에 대한 항생제 처방률, 주사제 처방률, 처방 약 품목 수에 대한 평가 결과를 볼 수 있다. 처방 약 품목 수와 항생제, 주사제 처방률이 낮은 병원을 선택하는 것이 좋다.

또한 진료량 지표(수술 건수) 평가 결과, 제왕절개 분만 평가 결과, 급성 심근경색증 평가 결과, 뇌졸중 평가 결과, 체외충격파쇄석술 실시 병원, 혈액투석 실시 병원 등에 대한 정보도 얻을 수 있다.

내게 맞는 병원을 찾자

■ 감기 등 단순 질환은 생활치료나 작은 의원을 이용하자

감기, 배탈, 소화불량 등의 간단한 질병은 가급적 자연치유가 되도록 생활관리를 하는 것이 현명하다. 푹 쉬면서 식사량을 좀 줄이면 우리 몸의 면역계가 자연치유를 한다. 인체 면역계는 작은 병을 앓으면서 조금씩 단련되어 강화되고, 병에 대처하는 노하우도 쌓이게 된다.

감기로 종합병원까지 가는 것은 시간 낭비이자 돈 낭비다. 사람들로 북적거리는 곳에서 장시간 기다리다 지쳐서 오히려 병을 더 키울 뿐이다. 첨단 현대의학으로도 감기 바이러스를 물리치는 실질적인 치료법은 없다. 어떤 병원에 가더라도 비슷비슷한 증상완화제만 주기 때문에, 집에서 푹 쉬는 것이 최상의 치료법이다. 꼭 병원에 가야 마음이 놓인다면, 오래 기다리지 않고 편하게 이용할 수 있으며 생활 상담을 성실하게 해 주는 의원이 좋다.

■ 응급 상황일 때는 신속히 가장 가까운 응급실을 이용하자

갑자기 의식을 잃었거나, 호흡이 곤란하거나, 제대로 움직일 수 없거나, 외상으로 출혈이 심할 때는 신속하게 응급실이 있는 병원으로 가야 한다.

이때 대형 병원의 응급실로 가기 위해 시간을 지체해서는 안 된다. 우선 환자가 있는 곳에서 가장 가까운 응급실이 있는 병원으로 가서 응급조치를 받는 것이 무엇보다 중요하다. 응급 상황에서 환자의 생명을 유지하는 데 결정적인 골든타임(Golden time)을 놓쳐서는 안 되기 때문이다. 응급조치를 받은 후에 얼마든지 큰 병원으로 옮길 수 있다.

평소 집 근처에 응급실이 있는 병원을 미리 알아 두는 것이 좋다. 특히 특정 질환이 있는 환자라면, 자신의 질병에 대해 응급 진료가 가능한 가까운 병원을 미리 알아 두자.

■ **만성병은 생활 상담을 잘 해 주는 작은 병원을 이용하자**

현대의학으로 완치를 기대할 수 없는 고혈압, 중풍, 당뇨병, 관절염, 아토피 등의 만성병은 생활관리법에 대해 의사가 얼마나 많은 것을 알고 있고 성실하게 상담을 해 주느냐가 치료의 관건이다. 따라서 진료시간에 여유가 있는 병원 가운데, 생활처방에 성실한 의사가 있는 병원을 선택하는 것이 치료 효과를 높일 수 있다.

■ **복잡한 수술은 해당 수술 경험이 많은 병원을 이용하자**

현대의학의 치료 과정은 기계로 진단을 내리고 의학서에 기술된 치료법에 따르므로, 의사들의 기본 실력에는 큰 차이가 없다. 다만 임상경험이 얼마나 많고, 어떤 마음으로 환자를 대하고, 얼마나 성실한가에 따라 치료율이 달라진다. 특히 복잡한 미세 수술일 경우 의사의 풍부한 경험이 매우 중요하다.

따라서 복잡한 수술일 경우 해당 병원이 그 수술에 대해 얼마나 전문성을 갖고 있는지, 담당 의사가 그 수술을 얼마나 많이 했고 자주 하는지를 알아볼 필요가 있다. 난이도가 높은 수술이라면 그 분야의 최고 병원을 찾아가는 것이 좋다.

조혈모세포이식술, 위암 · 췌장암 · 식도암 수술, 경피적관상동맥중재술(심장혈관확장술), 관상동맥우회로술, 고관절부분치환술 등의 부문에서 수술 건수가 많은 병원을 알려면 건강보험심사평가원에서 발표한 '진료량 지표(수술 건수)' 평가를 참고하면 된다. 건강보험심사평가원 홈페이지(www.hira.or.kr)에서 '국민 서비스 → 병원 정보 → 병원진료 정보 → 진료 정보 검색' 으로 들어가면 관련 정보를 얻을 수 있다.

■ 전문성을 쌓아 온 전문병원을 이용하자

무턱대고 이름난 병원에 갈 것이 아니라, 자신의 질병을 가장 잘 치료할 수 있는 병원을 찾는 것이 좋다. 일류대 병원은 모든 병에서 최고일 것이라는 고정관념은 버리자.

다른 분야에 대해서는 노하우가 없더라도, 자신이 치료할 병에 대해서는 전문성을 갖고 있는 병원을 찾는 것이 현명하다. 관련 책자나 인터넷, 같은 병을 앓고 있는 친지나 환자 모임 등을 통하면 자신의 병에 정통한 병원 정보를 얻을 수 있다.

그동안 진료를 받아 온 의사나 안면 있는 의사를 통해, 자신의 질병을 전문적으로 치료하는 병원을 몇 군데 물어보는 것도 좋은 방법이다. 의사들은 일반 의료 소비자들이 잘 모르는 병원 정보에 대해 알고 있는 경우가 많고, 일반적인 평가 외에도 다양한 정보를 가진 경우가 많다.

병원 규모에 얽매이지 말자

병원을 선택할 때 규모나 시설이 기준이 되어서는 안 된다. 규모에 집착하는 사람은 종합병원은 무조건 병을 잘 고칠 것이라고 생각하는데, 이것은 잘못된 생각이다.

대형 종합병원, 특히 대학병원은 '3시간 대기, 3분 진료' 라는 말이 나올 만큼 오래 기다려야 하지만 정작 진료시간은 짧다. 또 복잡한 진료 시스템, 의사의 권위적인 태도도 문제이다. 연구나 교육기관으로서의 역할을 수행해야 하는 대학병원은 환자가 수련의(인턴, 레지던트)의 교육과 의료 연구의 대상이 되기도 하는 불편이 따른다.

또한 수억 원에 달하는 고가의 진단 장비는 전시용으로 갖춘 것이 아니므로 환자가 불필요한 고가의 검진을 받을 가능성도 높다. 동네 병원에서 간단히 해결될 질환에도 많은 비용을 써야 하는 경우가 생기는 것이다. 대형 종합병원이라고 해서 모든 분야의 유능한 전문의가 모여 있는 것도 아니다.

그런데도 무턱대고 대학병원이나 대형 종합병원만 고집하는 이들이 많다. 3시간을 기다려 고작 3분간 진료받는 현실을 만든 것도 결국 큰 병원을 선호하는 국민성이 만든 것이다. 간단한 병에도 대학병원으로 달려가는 사람들로 인해 대학병원은 늘 초만원이고, 그로 인해 피해를 보는 것은 병원을 이용하는 환자들이다. 병원의 규모나 화려한 시설로 진료의 질을 평가해서는 안 될 것이다.

병원 광고에 현혹되지 말자

의료기관의 광고가 허용되면서 각종 매체를 통한 병원 광고가 눈에 띄게 증가하고 있다. '최고 실력의 의료진', '최상의 의료 서비스', '통증에서 해방' 등 좋은 병원임을 강조하는 이들 광고에 현혹되지 말자. 본래 병원 광고에는 최고나 최초라는 표현은 쓰지 못하도록 법적으로 규제하고 있지만, 병원을 홍보하기 위해 적잖게 쓰이고 있는 실정이다.

모든 광고가 그렇듯이 병원 광고는 소비자들의 심리에 무의식적인 영향을 주고, 바른 선택을 방해하기도 한다. 마치 최고의 병원인 것처럼 선전하는 병원 광고. 그것은 단지 환자를 불러 모으기 위한 병원의 마케팅 전략일 뿐이다.

인터넷을 통해 정보를 얻을 때도 주의해야 한다. 인터넷은 유용한 정보의 바다지만, 더불어 광고의 장이기도 하다. 인터넷 검색을 할 때 눈에 띄는 병원들이 좋은 병원이라고 단정 짓는 것은 어리석은 일이다.

공식적인 광고란 외에 네티즌의 댓글도 홍보의 장으로 이용되고 있다. 어느 병원이 어떻게 좋다는 식의 글이 병원 측 홍보팀에 의해 올려지기도 한다. 병원 광고와 인터넷 정보를 현명하게 수용하는 지혜가 필요하다. 신문이나 잡지 등에 소개된 병원도 그만한 가치가 있어서 실린 기사인지, 홍보용 광고인지를 가려서 받아들여야 한다.

언론에 자주 얼굴을 내미는 의사가 운영하는 병원이 실력 있는 좋은 병원이라는 생각도 현명하지 못하다. 마케팅 전략에 따라 대대적으로 병원 홍보를 하고 입소문만 거창한 병원을 무턱대고 선택할 것이 아니라, 내게 맞는 병원인지, 진짜 실력 있고 성실한 의료진이 있는지, 환자의 편의를 우선으로 생각하는지 등을 제대로 파악한 후에 이용해야 한다.

또 친절한 병원은 좋은 병원이지만, 그 친절함이 병원을 평가하는 절대적인 기준이 되어서는 곤란하다. 병원의 의료진과 직원들이 아무리 친절해도, 서비스 정신만으로 환자의 건강과 생명을 구하지는 못한다.

똑똑한 환자의 좋은 의사 찾기

 병원의 선택 못지않게 중요한 것이 좋은 의사를 찾는 것이다. 아니 병원보다 의사의 선택이 더 중요하다. 치료에 임하는 것은 병원이 아니라 의사이기 때문이다. 병원이 아무리 최첨단 설비를 갖추고 있어도 그것을 다루는 것은 의사이다. 따라서 병원보다는 의사를 보고 진료할 곳을 정하는 것이 현명하다.

 여느 집단과 마찬가지로, 의료계에서도 실력과 성실함을 갖춘 의사와 그렇지 못한 의사가 있다. 실력과 직업의식이 뒤떨어지는 의사에게 내 건강을 맡길 수 없다면, 좋은 의사를 적극적으로 찾아야 한다. 주식

투자를 잘 하기 위해서는 유능한 펀드매니저를 찾고, 머리 손질을 잘 하기 위해서는 실력 있는 미용사를 찾고, 또 법률 상담을 할 때는 능력 있는 변호사를 찾듯이, 의사를 선택할 때도 그에 못지않은 노력을 기울여야 할 것이다.

개인적으로 좋은 의사를 가리는 중요한 덕목은 '겸손'이라고 본다. 의과 대학생 시절, 은사님께서 이런 말씀을 해 주셨다. "우리가 아는 지식은 하늘의 별만큼 많습니다. 그러나 우리가 모르는 지식은 저 우주의 별만큼 많습니다."

생명에 대해 인간이 알아낸 지식이 극히 일부이기에, 늘 겸손한 자세로 자신의 한계를 인정하고 환자를 대하라는 가르침이다. 환자를 진료하는 세월이 쌓일수록 참으로 맞는 말이라는 생각을 하게 된다.

좋은 의사라면, 자신의 한계를 겸허하게 인정하고 스스로 치료하지 못하는 환자는 다른 의사에게 보낼 것이다. 그럴 경우 제대로 모르면서 이것저것 시도하는 과잉 진료로 오히려 병을 키우거나 만드는 문제는 없을 것이다. 그러나 이런 겸손한 의사를 만나기가 쉽지 않은 것이 우리의 현실이다.

좋은 의사를 찾는 기준을, 분명하고 간단하게 설명할 수는 없다. 의사마다 처한 환경이 다르기 때문에 단순 비교해서 말할 수 없는 것이다. 일반적인 관점에서, 의료 소비자가 좋은 의사를 찾을 때 알아야 점을 살펴보자.

인턴부터 펠로우까지 의사를 바로 알자

의료 소비자들 가운데는 흰 가운만 입고 있으면 모두 같은 의사라고 여기는 이들도 있다. 그러나 실제 의사들은 다양한 층을 이루고 있다. 의사에 대해 제대로 알기 위해, 우선 어떻게 구분되는지를 알아보자.

■ **수련의(인턴)**

의과대학을 졸업하고 의사 면허를 받은 후 임상 수련을 받는 과정으로, 기간은 1년이다. 수련의 과정 지정병원에서 전 과목에 걸쳐 순환근무를 하며 임상 수련을 받는다. 주로 응급실에서 환자를 제일 먼저 보는 의사가 인턴이다.

대학병원에서는 수련의와 비슷해 보이는 학생 의사(PK)도 있다. 의대 본과 4학년이 되면, 병원에서 수업을 받는 경우가 많다. 진료 과정을 지켜보고, 주어진 과제를 수행하기 위해 환자를 대하기도 한다. 의사와 같이 흰 가운을 입고 있어 학생 의사를 구별하기는 어려운데, 대체로 말쑥한 차림이면 학생 의사일 가능성이 높다.

■ 전공의(레지던트)

인턴 과정을 마친 뒤에 전공과목을 정해 전문적인 임상 수련을 받는 과정으로, 기간은 보통 4년이다. 레지던트 1년 차는 대학병원에서 주로 환자의 주치의가 된다. 2년 차는 보통 중환자의 주치의가 되고, 외과의 경우 아주 간단한 수술 집도의가 되며, 3년 차는 본격적인 고난도의 환자 처치를 배운다. 4년 차는 치프(chief)라고 부르며, 외과의 경우 일반적인 수술 집도의가 된다. 레지던트 4년 차가 되면 전문의 시험을 준비한다.

■ 전문의(스페셜리스트)

전공의 과정을 거친 후 내과, 외과, 산부인과 등 해당 분야의 전문의 자격 인증시험에 합격한 의사를 말한다. 특정 분야에서 전문성을 갖춘 의사이다. 전문의 자격증을 취득한 후 개원을 해서 개업의가 되거나 종합병원에 전문의로 취업을 하기도 한다.

■ 일반의(GP)

의과대학을 졸업해 의사 국가고시에 합격한 의사로 1차 진료 의사라고 불린다. 대개 인턴 과정까지 이수한 이들이 많고, 감기나 통증 등 일반적인 진료를 두루 담당한다. 의료기관의 간판에 전문과목이 표기되지 않고, 단지 '의원'이라고 표기된 경우는 일반의가 운영하는 의원이다.

■ **전임의(펠로우)**

　전문의 자격을 얻은 후에도 대형 병원에서 좀 더 전문성을 갖추기 위해 연구 진료하는 의사이다. 일반적인 진료과목의 구분보다 더 세분화해서 깊이 있게 전문성을 쌓게 된다. 이를테면 당뇨병 전문, 중풍 전문 등 보다 전문적인 과정을 밟게 되는데, 요즘은 의과대학의 교수가 되기 위한 필수 과정이기도 하다.

좋은 의사는 경험이 풍부하다

　환자를 치료하는 데는 의학 지식과 임상 경험이 필요하다. 임상 경험이 쌓이면서 질병과 관련된 다양한 문제를 다루는 노하우가 쌓이게 된다. 해당 약물과 치료법이 어떤 결과를 가져오는지, 환자의 마음을 어떻게 이해하는지 등을 경험을 통해 축적하는 것이다.

　임상의학은 경험주의 학문이라고 할 수 있다. 따라서 경험이 풍부한 의사일수록 의학적 지식을 넘어선 치료의 노하우도 많은 편이다. 해당 분야의 경험이 많을수록 대체로 실력도 있다고 할 수 있다.

　의사의 임상 경험을 알아보기 위해서는 우선 경력을 살펴보자. 담당 의사가 자신이 진료할 질병의 전문의인지를 확인해야 한다. 일차적으로 병의원의 간판과 내부에 붙어 있는 전문의 자격증을 통해 의사의 경력을 알아볼 수 있다.

병원 간판에는 전문과목과 진료과목이 표기되는데, 이 가운데 전문
과목을 확인하자. 예를 들면 전문과목은 내과지만 진료과목에는 소아
과, 피부과 등 의사가 원하는 대로 표기할 수 있기 때문이다.

병원 간판에 '홍길동 성형외과 의원'이라고 표기되어 있다면 전문의
이고, 일반의의 경우는 '홍길동 의원 진료과목 성형외과'라고 표기한
다. 우리나라 현행 의료법에서는 전문의가 자신의 전공과 무관한 진료
과목을 상호에 같은 크기로 연결해서 표기하지 못하도록 되어 있다. 전
문과목과 진료과목을 혼돈하지 않도록 주의하자.

전문의 자격을 취득한 특정 전문과목 외에 진료과목은 의사가 원하
는 대로 표기가 가능하다. 따라서 진료과목을 많이 적어 둔 병원이라고
해서 실력 있는 병원이라는 말은 아니다.

병원 대기실에는 대개 담당 의사의 이력이 공개되어 있는데, 이것을
꼼꼼하게 살펴보자. 우선 의사가 어느 대학에서 교육을 받았는지, 어느
병원에서 수련(인턴, 레지던트 과정)을 했는지, 진료 경험은 얼마나 되는지
를 알아보자. 의료계에서 수련 병원은 출신 대학 못지않게 중요한 의미
를 갖는다. 대학병원, 특히 특정 진료과목이나 질환으로 유명한 병원에
서 수련한 의사가 좋은 학습과 풍부한 경험을 쌓았다고 볼 수 있다.

임상 경험이 중요하기 때문에 의사의 나이도 고려 대상이다. 임상 경
험이 많은 의사일수록 질병과 관련된 다양한 문제들을 능숙하게 다룬
다. 특히 전문적인 치료가 필요한 질병일 경우 해당 분야의 풍부한 경험

이 뒷받침되어야 한다. 의료계에서는 대체로 전문의 자격을 취득하고 5년 정도 임상 경험을 해야 전문가로 인정하고 있다.

요즘은 의학박사 학위를 가진 의사들이 많은데, 박사 학위에 대해 지나치게 높이 평가할 필요는 없다. 의학박사는 다른 분야의 박사학위보다 취득 과정이 수월한 편이며, 많은 병 가운데 특정한 질병 하나를 연구해서 학위를 받은 것에 불과하다.

국내외 학회에서 두드러진 활동을 하는 의사라면, 자신의 분야에서 좀 더 많은 전문성을 쌓기 위해 노력하는 의사라고 볼 수 있다. 여러 학회의 회원임을 강조한 의사들도 많은데, 일반 회원은 큰 의미가 없다. 이사나 학술위원 이상이면 실력을 인정할 만하다. 학회에서 어떤 논문을 발표하고 연구했는지는 병원에 비치된 자격증, 병원 홍보물, 홈페이지를 통해 확인할 수 있다. 학회 활동을 왕성하게 한다는 것은 새로운 의학적 지식을 얻기 위해 노력하는 의사라는 말일 것이다.

담당 의사에 대한 일반적인 평판 외에 더 진솔한 정보를 듣고 싶으면, 그 의사에게 장기간 진료를 받아 온 환자에게 직접 물어보면 실력과 인격 등에 대해 도움이 되는 정보를 얻을 수 있을 것이다.

좋은 의사는 꼭 필요한 치료만 한다

최근 의료기관의 불필요한 과잉 진료로 인한 논란이 뜨겁다. 의사들이 과잉 진료를 하는 경우는 상업적인 마인드가 강하기 때문일 수도 있고, 해당 치료에 대해 자신감이 없을 때도 대체로 과잉 진료를 하게 된다.

해당 질병에 대해 잘 모르거나 확신이 없을 경우, 검사나 약 처방을 두루 해보는 것이다. 그러다 보면 과잉 진료를 하게 되고, 그로 인해 환자가 치료의 부작용을 겪기도 한다. 따라서 검사나 약, 주사 등을 비교적 적게 쓴다는 것은 그만큼 직업의식이 뛰어나다는 것이며, 그 병에 대해 잘 알고 있다는 말이기도 하다.

좋은 의사라면 환자의 증상과 몸 상태를 면밀하게 관찰해 꼭 필요한 치료만 최소한으로 할 것이다. 또한 환자의 면역력을 강화하는 방향으로, 몸 전반에 큰 부담을 주지 않는 방법으로 치료를 해 나갈 것이다. 대량으로 약을 처방하거나 주사를 남용하거나, 불필요한 검사나 수술을 권하는 일 또한 없을 것이다.

감기처럼 시간이 지나면 대개 자연치유 되는 질환이면서 뚜렷한 치료약이 없는 경우, 계속 병원에 오도록 요구하기보다는 의학적 처방을 최소한으로 하고 생활관리 요령을 설명해 주는 의사가 좋은 의사이다.

그런데 간혹 주사나 약을 적게 준다고 불평하는 환자도 있다. 과잉
치료에 세뇌된 환자들이다. 최소의 치료가 좋은 치료라는 사실을 의료
소비자 역시 알아야 할 것이다.

좋은 의사는 많이 묻고 환자의 의견을 존중한다

환자의 증상을 자세히 묻고, 환자의 말에 귀 기울이며, 환자의 의견
을 존중하는 의사가 좋다. 현재의 증상은 물론이고 과거의 병력, 생활습
관, 그리고 환자가 겪고 있는 어려움 전반에 대해 자세히 묻는다는 것은
그만큼 성실하다는 것이다. 또한 환자의 고통을 진지하게 받아들이는
자세를 갖고 있다는 뜻일 것이다.

오늘날 검사와 진단 영역에서 기계 의존도가 높아지면서, 병력에 대
해 묻는 문진의 가치가 제대로 평가되지 못하고 있다. 또 의사와 대화나
상담이 원활하지 못한 것이 우리의 의료 현실이다. 이런 상황 속에서도
환자를 제대로 이해하려고 노력하는 의사라면 치료 역시 성실하게 임할
것이다.

좋은 의사는 치료 과정을 자세히 설명해 준다

환자에게 치료 과정을 자세히 설명하고, 환자의 알 권리를 배려하는 의사가 좋다. 자발적으로 처방전을 2장(약국용, 환자 보관용) 발급하는 의사라면 일단 믿을 만하다. 이런 병의원이 전체의 20% 정도에 불과하다는 보고가 있다. 자발적으로 처방전이나 영수증을 발급한다는 말은 의료 정보의 공개에 적극적이라는 말이기도 하다.

의사는 환자에게 검사 내용, 진단 결과, 치료 방법에 대해 자세히 설명하고 환자가 결정하도록 할 의무가 있다. 환자가 충분히 이해하고 서로 합의한 후에 치료가 이루어져야 한다. 따라서 검사를 할 때는 왜 하는지, 진단 결과 어떤 병이고 어떻게 진행될 것인지, 약 처방이나 수술을 한다면 어떤 효과와 부작용이 있는지 등을 자세하게 설명하는 의사가 좋다.

환자의 이해 수준에 맞추어 쉽게 설명하는 의사라면 더욱 신뢰할 수 있다. 환자의 지식 수준에 맞춘다는 것은 환자의 입장을 고려한다는 뜻이기 때문이다. 또한 질병에 대해 쉽게 설명할 만큼 경험이 풍부하다는 것이며, 그 질병에 대해 잘 알고 있다는 말이기도 하다.

그러나 하루에 200명의 환자를 진료해야 하는 대형 병원의 의사가 한 환자에게 많은 시간을 할애한다는 것은, 다른 의미에서는 뒤에 기다리고 있는 많은 환자를 배려하지 않는 것이 될 수도 있다. 그럴 경우 자세한 설명을 기대할 수 없는 것이 현실이다. 그러나 대형 병원의 의사라고 해도 자신이 처한 현실적 상황에서 최대한 환자에게 설명하는 자세를 갖는 것이 의사의 본문임에는 틀림없다. 질병과 치료 과정에 대해 의료 공급자인 의사는 알릴 의무가 있고, 의료 소비자인 환자는 알 권리가 있다.

좋은 의사는 생활처방에 적극적이다

좋은 의사일수록 일상적인 건강 증진 활동을 강조한다. 진정한 의료란 약이나 수술 같은 물리적 수단을 강조하기보다는, 발병을 부추기는 나쁜 생활습관을 바로잡아 근본적인 치유법을 찾는 것이기 때문이다.

실제로 환자의 생활적인 노력은 질병의 치유에서 절대적인 역할을 한다. 비단 만성병뿐 아니라 모든 질병에서 환자의 생활습관은 질병에 큰 영향을 미친다. 그러나 바쁜 의사들에게서 생활처방에 대한 자세한 설명을 듣는 것은 현실적으로 어렵다. 그럼에도 불구하고 생활처방에 적극적인 의사라면 분명 남다른 직업의식이 있을 것이다.

의학의 힘으로 해결할 수 없는 만성병이 만연한 오늘날, 생활습관의 중요성을 모르는 의사는 거의 없다. 좋은 의사라면 치유를 앞당기는 건강한 생활습관에 대한 전문적인 지식을 쌓기 위해 노력할 것이고, 그 정보를 환자에게 전하려 할 것이다.

따라서 병원 치료는 물론이고, 환자의 식사와 수면, 운동, 평소 주의할 점 등 생활 전반에서 치료 방향을 제시해 주는 의사가 진정 환자를 생각하는 좋은 의사일 것이다.

좋은 의사는 솔직하고 겸손하다

세상에 완전한 의학과 치료법은 없고, 어떤 의사도 완벽할 수는 없다. 그럼에도 웬만해서는 '모른다'고 말하지 않는 것이 의사들이기도 하다. 따라서 의학의 한계와 자신이 모르는 부분에 대해서는 솔직하게 말하는 의사가 좋은 의사다.

환자가 질문을 했을 때 "아직 의학이 거기까지는 알아내지 못했습니다", "그것은 정확하게 모르겠습니다"라고 정직하게 대답하는 의사라면, 어느 정도 인격적으로 신뢰할 수 있다.

양방이나 한방, 대체요법 등 모든 의학 부문에서 담당 의사가 얼마나 진솔한가는 중요한 선택의 기준이 된다. 진솔하고 양심적인 의사라면 증상완화법을 완치요법인 것처럼 말하지 않을 것이고, 과잉 진료를 일삼지도 않을 것이다.

겸손하고 자기를 과시하지 않는 의사도 믿을 수 있다. 겸손한 의사는 자기가 아는 것은 정확하게 치료하지만, 자기가 모르는 부분에 대해서는 함부로 엉뚱한 치료를 하지 않는다. 치료에 확신이 없는데도 자만심을 가진 의사가 주로 검사, 약, 수술을 두루 해보는 과잉 진료를 하는 경우가 많다.

좋은 의사는 마음으로 환자를 격려한다

환자는 때로는 의사의 능력보다 따뜻한 마음을 바랄 때가 있다. 그만큼 의료 일선에서 환자와 의사 간의 인간적인 유대감이 사라졌다는 말일 것이다. 인간애가 사라진 차가운 병상에서 환자들은 심리적인 위안을 원하고 있다.

따라서 온화한 표정으로 환자를 대하고, 질병의 고통으로 불안한 환자의 마음을 편안하게 해주며, 긍정적인 말로 환자에게 희망을 주는 의사라면 단연 좋은 의사라고 할 수 있다. 이런 의사는 환자를 심리적으로 격려하고, 투병 의지를 북돋우게 한다.

환자의 내면으로부터 치유의 힘을 끌어낼 만큼 긍정적인 에너지를 심을 수 있는 의사라면, 가히 '명의'라고 할 수 있을 것이다. 그러나 의료 상업주의가 팽배한 오늘날 환자에게 정성을 다하고, 그 마음이 환자에게 전해져 강한 믿음을 주는 의사를 만나기는 쉽지 않다.

담당 의사에 대한 믿음이 치료 효과에 좋은 영향을 준다는 것은 이미 과학적으로 증명된 이론이다. 의사의 따뜻한 말과 마음은 때로는 과학보다 더 큰 치유의 힘을 발휘하기도 한다. 환자의 마음을 편안하게 해주고 심적인 위안을 줄 수 있는 의사는 진정 훌륭한 의사일 것이다.

이런 의사 & 이런 병원은 피하자

- 오래 기다리게 하고, 정작 진료시간은 너무 짧은 병원
- 보험이 적용되지 않는 고가의 비보험 진료를 위주로 하는 병원
- 새로운 검사, 수술, 약 등 최신 치료법을 위주로 하는 병원
- 처방 약 품목 수, 항생제 및 주사제 처방률이 높은 병원
- 병원의 위생 상태가 좋지 않고 의료진이 불친절한 병원
- 환자가 요청해도 영수증과 처방전을 2장 발급하지 않는 병원
- 응급 상황이 아닌데도 주사부터 놓는 의사
- 응급 상황이 아닌데도 당장 수술이나 입원을 강요하는 의사
- 자세한 설명도 없이 많은 검사를 받게 하는 의사
- 진단과 치료 과정 전반에 대해 제대로 설명하지 않는 의사
- 자세한 설명도 없이 다량의 약을 처방하는 의사
- 환자가 궁금한 것을 물어도 제대로 답하지 않는 의사
- 모든 것이 아주 확실하고 분명하다고 말하는 의사
- 자신만의 특별한 비법이 있다고 말하는 의사
- 약을 처방하면서 특정 약국을 지정해 주는 의사
- 병원을 자주 옮기는 의사
- 환자에게 부정적인 말을 함부로 하는 의사

양방 병원의 현명한 이용법

의료 소비자들은 병원에서 어떻게 진료가 이루어지는지를 미리 알고 있는 것이 좋다. 특히 첨단 진료시스템이 속속 등장하고, 진료의 세분화가 더해 가는 양방에서는 병원 이용과 진료 과정에 대한 기본적인 정보를 미리 갖고 있으면, 갑자기 병원을 이용하게 될 때 도움이 될 것이다.

현재 질병을 치료하기 위해 병원을 이용하는 환자라면 더더욱 병원에서 이루어지는 치료 과정에 대해 제대로 이해하려는 노력이 필요하다. 기본적인 검사부터 입원과 수술까지 병원에서 이루어지는 모든 진료 과정에 대해 바르게 알고 효율적으로 이용하는 방법을 알아보자. 또 치료법을 결정할 때 유의해야 할 점과 치료 효과를 높이는 방법에 대해서도 구체적으로 알아보자.

의료기관 이용의 절차와 준비

의료기관의 이용에도 기본 절차가 있다. 먼저 1단계 의료기관에서 진료를 받은 후에 2단계 의료기관으로 가야 한다.

1단계 의료기관은 보건소, 의원, 병원, 종합병원을 말한다. 2단계 의료기관은 종합전문요양기관으로, 주로 대학병원을 말한다. 대학병원은 1단계 의료기관에서 치료가 곤란한 질환이나 복합적인 중증 질환에 대한 치료를 담당한다.

1단계 의료기관을 거쳐 2단계 의료기관으로 가게 하는 이유는, 대학병원에 환자가 몰려 중환자가 적절한 치료를 받지 못하는 폐단을 막고, 의료 자원을 효율적으로 활용하기 위해서이다.

대학병원, 즉 종합전문요양기관에서 바로 진료를 받을 수 있는 예외적인 경우도 있다. 응급 환자, 혈우병 환자, 분만하는 산모, 치과 또는 가정의학과에서 진료를 받는 경우, 등록 장애인 또는 단순 물리치료가 아닌 재활치료가 필요하다고 인정되는 환자가 재활의학과에서 진료를 받는 경우, 해당 병원에서 근무하는 직원이 진료를 받는 경우는 바로 대학병원으로 갈 수 있다.

1단계 의료기관을 이용할 때 환자가 챙겨야 할 것은 건강보험증이다. 신생아는 부모의 건강보험증을 대신 준비하면 된다. 만약 급하게 가느라 미처 건강보험증을 챙기지 못한 경우에는 건강보험공단으로부터 '건강보험자격확인통보서'를 팩스로 받아 대신 사용하거나, 의료기관에서 건강보험공단에 자격을 확인(인터넷, 전화)할 수도 있다.

2단계 의료기관을 이용할 때는 건강보험증, 진료의뢰서(요양급여의뢰서), 1차 진료 시 검사 결과물(각종 검사 기록 사본)을 환자가 미리 챙겨야 한다.

진료의뢰서(요양급여의뢰서)는 환자의 상태를 알리기 위해 1차 진료를 한 의사로부터 받는 것이다. 1단계 의료기관에서 발급하는 진료의뢰서 없이 2단계 의료기관을 가면 건강보험 혜택을 받을 수 없다. 만약 바로 2단계 의료기관을 찾은 경우, 7일 이내(공휴일 제외)에 1단계 의료기관을 통해 진료의뢰서를 받아 제출하면 추가된 비용을 돌려받을 수 있다. 진료의뢰서는 병원에서 발급 받은 후 7일 이내에 제출해야 한다.

진료의뢰서의 기본적인 목적은 환자의 현재 상태를 알리기 위한 것이다. 또한 기본 검사 없이 바로 진료에 들어갈 수 있도록 하기 위한 것이다. 따라서 1단계 의료기관의 검사 결과물을 반드시 가지고 가야 한다. 그래야만 검사비용과 시간의 낭비를 줄일 수 있다.

그러나 2단계 의료기관에서는 환자의 현재 상태를 보다 정확하게 알기 위해 재검사를 하는 경우가 대부분이다. 이럴 경우 재검사를 해야 하는 이유를 물어보고, 고비용의 검사라면 환자의 경제적 형편 등을 미리 담당 의사에게 말하는 것이 현명하다.

1단계 의료기관을 거쳐 2단계 의료기관으로 갈 때는 1차 진료 의사를 통해 자신의 질병에 맞는 상급 병원을 물어보고, 증상이 심각할 경우에는 예약을 부탁하는 방법도 있다. 경우에 따라서는 일반 환자가 예약을 하는 것보다 빨리 상급 병원에서 진료를 받게 될 수도 있다.

대형 종합병원의 경우는 진료를 받는 것 자체도 어렵고 진료 대기시간도 길다. 예약을 하고 가면 대기시간을 어느 정도 줄일 수 있다. 종합병원을 이용할 때는 가급적 아침 일찍 병원에 가는 것이 좋다. 병원에 따라 오후 일찍 진료를 마치는 곳이 많고, 병원에 늦게 도착하면 더 오래 기다려야 한다. 소화기계 질환자는 아침을 굶고 오전시간을 이용해 진료를 받는 것이 좋다. 증상이 심한 경우 바로 검사를 하는 경우가 많기 때문이다.

병원 진료과 찾기

현대의학이 발전함에 따라 다양한 전문과목이 많이 생겼다. 일반적인 진료과와 함께 알아 두면 유용한 세부적인 진료과목은 다음과 같다.

■ 내과

인체 내부에 있는 장기나 뇌, 척수, 연골 등의 이상을 치료하는 진료과. 주로 약물치료 등 수술 외적인 방법으로 치료를 한다. 감기, 장염, 고혈압, 당뇨병 등을 두루 담당한다.

■ 소화기내과

소화기관에서 발생하는 질병을 치료하는 진료과. 위염, 위궤양 등을 담당한다.

■ 호흡기내과

호흡기관에서 발생하는 질병을 치료하는 진료과. 천식, 폐 감염, 결핵, 만성폐쇄성 폐질환 등을 담당한다.

■ 내분비내과

인체의 호르몬과 대사에 관련된 질병을 치료하는 진료과. 당뇨병, 대사성증후군, 비만, 고지혈증, 고혈압, 갑상선 질환, 뇌하수체 질환, 골다공증 등을 담당한다.

■ 신장내과

신장질환이나 요로계 이상을 치료하는 진료과. 당뇨병성 신증, 신증후군, 신부전증 등을 담당한다.

■ 혈액종양내과

혈액질환과 각종 고형 암을 치료하는 진료과. 빈혈, 혈소판 감소증, 백혈병 등을 담당한다.

■ 감염내과

인체의 여러 장기에서 발생하는 감염성 질환과 발열 질환을 치료하는 진료과. 감기, 콜레라, 장티푸스, 식중독 등을 담당한다.

■ 순환기내과

순환기관에서 발생하는 질병을 치료하는 진료과. 협심증, 부정맥, 심근경색, 심부전 등을 담당한다.

■ 류머티스내과

관절과 관절 주위의 근육 및 인대 등 근골격계에 발생하는 질병을 치료하는 진료과. 류머티스관절염, 루프스, 자가면역 질환 등을 담당한다.

■ 방사선종양학과

수술, 항암화학요법과 더불어 암 치료의 3대 치료법 중 하나로 엑스선, 감마선 등 고에너지 전리방사선이 발생하는 장치를 이용해 치료하는 진료과

■ 신경과

뇌와 척수를 포함하는 중추신경계, 말초신경과 근육을 포함하는 말초신경계에 발생하는 질병을 치료하는 진료과. 신경외과가 수술 치료를 한다면 신경과는 수술 외적인 방법으로 치료를 한다. 뇌경색, 파킨슨 질환, 인간 광우병 등을 담당한다.

■ 정신과

심리적인 문제 또는 스트레스에서 비롯된 정신질환을 치료하는 진료과. 알코올 중독, 우울증, 공황장애, 수면장애 등을 담당한다.

■ 소아과

소아의 전반적인 질환을 치료하고 성장 및 영양, 행동발달 등을 검사하고 지도하는 진료과. 소아 예방접종, 장염, 감기, 폐렴 등을 담당한다.

■ 가정의학과

일상생활의 건강을 유지하기 위해 다양한 여러 증상을 총괄해 치료하는 진료과. 가벼운 감기부터 고혈압 · 당뇨병과 같은 만성질환, 금연, 비만 등을 담당한다.

■ 산부인과

산모와 태아의 산전 건강관리와 임신 중 생길 수 있는 질환을 치료하

고, 부인과 종양, 불임 등을 치료하는 진료과

■ 외과

인체 외부에 있는 부위와 식도에서 항문으로 이어지는 부위의 이상을 치료하는 진료과. 주로 담당하는 진료과로 수술적인 방법으로 치료를 한다. 외과와 내과의 가장 큰 차이는 수술을 하느냐, 수술 외적인 방법으로 치료를 하느냐에 있다. 예를 들어 심장에 문제가 있을 때, 수술로 치료를 해야 하는 경우 외과(흉부외과)에서 담당하고, 수술할 필요가 없거나 수술이 불가능한 경우 내과(심장순환기내과)에서 담당한다.

■ 흉부외과

흉부에 위치한 심장, 폐, 식도, 대동맥, 횡격막, 기관 등에서 발생하는 질병을 수술적인 방법으로 치료하는 진료과. 폐암, 폐기종, 심장 기형, 협심증, 판막 질환 등을 담당한다.

■ 정형외과

사지와 척추, 그리고 그 부속기관의 형태와 기능을 보전하고 치료하는 진료과. 골절, 골종양, 인공관절수술 등을 담당한다.

■ 신경외과

중추신경계인 뇌와 척수 질환, 그리고 말초신경계의 이상을 치료하는 진료과. 주로 중풍의 수술 치료를 담당한다.

■ 응급의학과

모든 응급 상황을 대상으로 초기 진단, 치료 및 안정화를 담당하는 진료과

■ 재활의학과

근골격계 질환, 신경계 질환을 치료하는 진료과. 재활의학 전문의와 물리치료사 등이 팀을 이루어 재활치료를 담당한다.

■ 비뇨기과

남성과 여성의 요로계통과 성기능, 생식기능 및 부신을 포함한 후복막강에 발생하는 질병을 치료하는 진료과. 전립선비대증, 전립선암, 요실금, 방광암 등을 담당한다.

■ 안과

눈, 눈꺼풀, 안와, 시신경에서 발생하는 질병을 치료하는 진료과. 녹내장, 백내장, 결막염 등을 담당한다.

■ 이비인후과

귀, 코, 목에서 발생하는 질병을 치료하는 진료과. 중이염, 비염, 부

비동염, 코알레르기, 편도선, 후두염 등을 담당한다.

■ 피부과

환경에 의학 자극, 감염, 유전 및 자가면역 기전 등 다양한 요인으로 발생하는 피부질환을 치료하는 진료과. 건선, 백선, 백반증, 여드름, 아토피 등을 담당한다.

■ 성형외과

선천적이거나 혹은 후천적으로 발생한 인체의 구조적 및 기능적 결함을 교정해 원상 혹은 그 이상으로 복원해 주는 진료과. 미용 성형, 기형 성형, 흉터 제거 등을 담당한다.

■ 치과

치아 이상을 치료하고 교정하는 진료과. 보존과, 보철과, 구강악안면외과, 교정과, 치주과의 총 5개 과로 나뉘어 전문 진료를 한다.

■ 진단방사선과

방사선, 초음파 등을 이용해 인체 내부를 검사해서 진단에 이용하는 진료 지원부서. 영상장치를 이용해 진단과 치료를 하는 진료과.

■ **진단검사의학과**

　인체에서 유래하는 일체의 검사물을 검사, 분석하는 진료과.

■ **병리과**

　환자로부터 채취한 조직 및 세포 검사물을 통해 환자의 질병을 진단하고 최종 진단 결과를 임상의사에게 제공하는 진료과.

■ **마취과**

　수술을 할 때 환자마다 적정하게 마취를 시술하는 진료과.

■ **핵의학과**

　방사성의약품과 소량의 방사성동위원소를 사용해 인체의 해부학적 또는 생리학적 상태를 진단하거나 치료하는 진료과.

병원 외래 이용의 기본 절차

　대형 종합병원을 가면 진료 과정이 복잡해서 당황하게 되는 경우가 많다. 외래 진료의 기본적인 절차를 알아 두면 효율적으로 이용할 수 있다.

■ 진료신청서 작성

신원기재 : 환자 이름, 주민번호, 주소, 연락처를 기재한다.

진료과 선택 : 일반진료와 선택진료(지정 의사)로 구분된다. 선택진료 신청 시, 해당 진료과의 의사 명단과 추가 비용 등을 진료상담원에게 문의한다.

■ 진료 접수, 예약

초진 : 해당 병원에서 처음 진료를 받는 경우로, 작성한 진료신청서와 건강보험증을 제시한다. 종합전문요양기관(대학병원) 방문 시에는 1단계 의료기관에서 발급한 진료의뢰서를 함께 제시한다.

재진 : 초진 이후 해당 질병의 치료가 끝나지 않아 계속 병원을 찾는 경우로, 건강보험증과 진료신청서 또는 해당 병원의 진료증을 제시한다. 이전 진료를 할 때, 미리 예약과 진찰료를 수납한 환자는 바로 외래 진료실로 가면 된다.

■ 해당 과목 담당 의사 진료

- 담당의사가 환자에게 병력에 대해 묻는 문진 및 진찰을 실시한다.
- 필요시 검사를 의뢰한다.

■ 검사비 및 진료비 수납, 예약

- 병원 수납창구에서 각종 검사비 및 진료비를 수납한다.

- 예약이 필요한 검사의 경우 미리 예약한다. 검사 예약비 및 다음 진료 예약비 등을 수납한다.

■ 각종 검사
- 각 검사실에서 필요한 검사를 한다.
- 미리 예약을 해야 하는 검사는 날짜를 정해 따로 검사한다.

■ 담당 의사의 진단 및 치료
- 담당의사는 검사 결과를 확인한 후 진단 결과와 치료 과정을 설명한다.
- 수술 치료 시 입원과 수술 일정을 상담한다.
- 약물치료 시 약 처방전을 발급(원내 처방은 병원 내 약국에서 조제, 원외 처방은 처방전을 발급 받아 외부 약국에서 조제)한다.

선택진료 바로 알기

흔히 '특진'이라고 불리는 선택진료란 환자가 특정 의사를 선택해 그 의사로부터 진료를 받는 것을 말한다. 환자가 병원급 이상 의료기관을 이용할 때 특정 의사를 선택해 양질의 진료를 받는다는 취지로 운영하는 제도이다.

선택진료를 할 수 있는 의료인의 자격은 면허 취득 후 15년이 경과한 치과의사 및 한의사, 전문의 자격인정을 받은 후 10년이 경과한 의사, 대학병원 또는 대학부속 한방병원 조교수 이상의 의사 또는 한의사이다.

선택의 기회를 부여해야 할 선택진료제가 운영 취지와 달리 병원의 수익 보장에 이용되는 경우가 많아, 의료 소비자들의 불만이 쌓이고 있다. 병원으로부터 선택진료를 강요받거나, 자신도 모르게 예상치 못했던 진료비를 추가로 내야 하는 경우가 늘고 있는 것이다.

선택진료는 보험이 적용되지 않아 일반진료 시보다 더 많은 비용이 든다. 문제는 선택한 의사의 진료뿐 아니라, 관련 지원부서의 진료까지 모두 보험이 적용되지 않는다는 것이다. 이를테면 진료에 필요한 검사, 진단, 마취 등의 부가 진료까지 비보험 진료가 되어 큰 비용 부담을 안게 된다. 따라서 병원을 이용할 때는 진료비를 부당하게 내지 않도록 선택진료에 대해 바로 알고 현명하게 이용해야 할 것이다.

병원은 환자에게 진료신청서를 받기 전에 선택진료에 대한 정보를 충분히 제공해야 한다. 선택진료와 일반진료의 의사 명단, 진료과목별 선택진료 의사의 경력 및 세부 전공분야, 진료 시간표, 선택진료에 따른 추가 비용 등을 환자에게 알릴 의무가 있다. 환자는 이런 정보를 바탕으로 스스로 판단해서 진료를 받을 권리가 있다. 그러나 제대로 정보가 제공되지 않는 경우가 대부분이다.

따라서 진료신청서를 작성할 때 환자는 신중을 기해야 한다. 대학병원의 경우 선택진료를 담당하는 의사는 대개 대학교수이고, 일반진료일 경우 대부분 전공의(레지던트)가 진료를 맡고 있다. 자신이 진료를 받아야 할 해당 과에 선택진료를 하는 의사만 있어 선택의 여지가 없다면, 꼭 그 병원에서 진료를 해야 하는지도 생각해 보자.

선택진료를 신청할 때는 다음의 몇 가지 사항에 유의하자. 우선 진료신청서를 작성할 때, 진료받을 과목의 의사 명단과 진료 시간표, 본인이 희망하는 의사의 경력·세부 전문 분야를 확인하자. 선택진료의 내용(항목)과 추가 비용도 반드시 미리 알아보아야 한다.

선택진료 신청서를 작성할 때는 본인이 직접 자필로 쓰고, 서명도 하고, 나머지 빈칸은 줄을 그어 놓는 것이 좋다. 또 진료비를 낼 때는 병원 영수증에 신청하지 않은 선택진료비가 있는지 확인하고, 진료 지원부서(검사, 수술, 마취, 영상진단, 치료 및 처치, 정신요법 등)에 선택진료비가 부과되었는지도 확인하자. 만약 선택진료를 신청하지 않았는데 비용이 추가로 부과되었다면, 병원에 문제가 있는 경우이므로 진료비 확인요청(요양급여대상 여부 확인)을 해서 알아보자.

병원에서 부가한 진료비를 확인 심사하는 곳은 건강보험심사평가원이다. 선택진료비가 부당하게 나왔다는 의문이 들거나, 보험 혜택이 되지 않는 비급여 진료 항목이 지나치게 많다고 생각되면 주저하지 말고 확인요청을 해보자. 환자가 알든 모르든 진료신청서에 서명을 했다면 진료비를 되돌려 받기가 쉽지 않으므로, 진료신청서를 작성할 때 미리 꼼꼼하게 확인하는 것이 가장 중요하다.

진료비를 확인요청 하는 방법은, 병원에서 받은 진료비 영수증과 진료비 확인요청서를 작성해 직접 또는 인터넷으로 접수하면 된다. 인터넷을 이용할 때는 건강보험심사평가원 홈페이지(www.hira.or.kr)에서 '국민 서비스 → 온라인 민원 → 진료비 확인요청'으로 들어가서 접수하면 된다. 병원 영수증을 분실한 경우에는 5년 이내에 해당 병원에서 재발급을 받을 수 있다. 건강보험심사평가원의 심사 결과, 진료비가 부당하게 나왔다면 환자는 병원으로부터 진료비를 되돌려 받을 수 있다.

의사와 만나기 전에 준비할 사항

사업상의 만남을 위해서는 사전에 많은 준비가 필요하듯, 진료를 위해 의사와 만날 때도 미리 준비하는 자세가 필요하다. 자신의 건강을 위해 그 어떤 만남보다 중요하다는 인식을 가져야 한다. 특히 진료시간이 짧은 우리의 의료 현실을 감안할 때, 환자는 의사와의 만남을 효과적으로 이용하고 진료를 받을 수 있는 준비가 더욱 필요하다.

병원에서 의사의 기본 진료 과정은 크게 4단계이다. 무엇이 문제인가(진단), 어떻게 병이 생겼는가(원인), 무엇을 할 것인가(치료), 그리고 치료의 결과가 어떻게 될 것인가(예후) 등을 판단하고 시행한다. 병력(History), 검사(Examination), 진단(Assessment), 결정(Decision)의 첫 자를 따서 HEAD 시스템을 따른다는 전문적인 표현을 쓰기도 한다. 의사의 이런 진료 과정을 이해하고 있다면 병원 진료를 좀 더 효율적으로 준비할 수 있다.

병원에서 의사와 만날 때는 미리 질문할 내용을 메모해 가자. 자신의 병에 대해 제대로 이해하지도 못한 채 짧은 진료 시간이 허망하게 지나가지 않도록 미리 준비를 해야 한다. 질병으로 인해 고통과 불안감이 있는 상태에서 환자가 준비도 없이 제대로 된 질문을 할 수는 없을 것이다. 담당 의사가 모든 질문에 답할 시간적 여유가 없을 수도 있으므로, 가장 중요하다고 생각되는 질문을 선별해두는 것도 좋다. 의사와 상담한 내용을 기록할 메모지와 필기도구도 가지고 가자.

또 병원에 갈 때는 보호자와 함께 가는 것이 좋다. 환자가 질병으로 병원에 간다는 것은 사실 그 자체만으로도 스트레스이다. 그래서 대다수 환자들은 의사가 했던 말을 기억하지 못하는 경우가 많다. '제 2의 귀' 역할을 해줄 사람과 함께 상담을 하는 것이 좋은 이유가 그 때문이다. 노약자나 중증 질환자는 물론이고, 대부분의 환자가 보호자와 함께 상담에 임하는 것이 효과적이다.

자신의 증상 제대로 전하기

의사의 진찰은 환자의 증상과 병력에 대해 묻는 '문진', 환자의 신체 부위를 살피는 '시진', 심장이나 폐 또는 소화기관의 움직임을 들어 보는 '청진', 신체 부위를 두들겨 보고 그 반응을 듣는 '타진', 신체 부위를 만져 보고 질병을 판단하는 '촉진' 등으로 구분된다. 의학적 지식을 바탕으로 의사의 감각을 이용한 이학적 진찰법이다. 이것으로 진단이 명확하지 않은 경우, 혈액검사나 방사선 촬영 등 다음 단계의 검사로 이어진다.

진찰이 시작되는 첫 단계인 문진은 질병을 진단하는 데 매우 중요한 역할을 한다. 문진만으로도 진단이 가능한 질환도 많다. 문진 과정에서 환자가 제공하는 질병에 관한 정보를 토대로 무엇이 문제인지를 구체적으로 판단하게 된다. 따라서 환자는 가급적 정확하게 질병에 대해 설명하고, 중요한 증상부터 전할 필요가 있다.

자신의 증상이 언제, 어떤 형태로 나타났는지 미리 점검해 보는 것이 좋다. 병의 경과를 깔끔하게 기록해서 의사에게 보여 주는 것도 짧은 진료시간을 효율적으로 활용하는 방법이다.

의사가 병에 대해 물을 때는 가급적 핵심적인 내용을 간략하게 답하는 것이 좋고, 질병과 관련이 없어 보이는 물음에 대해서도 성심껏 답변을 해야 한다. 환자가 이해를 하지 못할 뿐이지 질병과 관련이 있는 질문일 것이다.

또한 자신의 정보를 솔직하게 전해야 한다. 예를 들어 과거에 앓았던 성병이나 폐결핵 등을 숨기거나, 미혼 여성이 임신 경험을 숨겨서는 곤란하다. 그릇된 정보를 가지고는 의사가 올바른 진단을 내리기 어렵다.

치명적인 진단 실수로 이어지기도 하므로 정직하게 말하는 것이 좋다. 다른 병원이나 다른 요법으로 치료한 경험에 대해서도 모두 솔직하게 알리자.

환자가 스스로 자가 진단을 해서 고정관념을 갖고 증상을 설명하는 태도는 위험하다. 인터넷이나 언론매체에서 단편적인 정보를 얻은 환자가 자가 진단을 한 후, 거기에 맞추어 필요하다고 판단되는 증상만 알리는 경우도 있는데, 이것은 의사에게 그 이상의 정보를 제공하지 못하고 환자의 생각으로 의사를 유도해 올바른 진단을 방해하게 만드는 것이다. 위험한 결과를 낳을 수도 있으므로 의사와 상담할 때는 객관적인 자세를 갖도록 하자.

의사가 진찰을 시작하면서 환자로부터 알고 싶어 하는 내용은 대체로 다음과 같다.

■ 가장 불편한 증상

환자가 현재 가장 불편하거나 괴로운 증상을 중심으로 말한다. 예를 들어 가슴이 아프다면 가슴 어느 부위가 아프며 통증이 어떻게 나타나는지, 콕콕 쑤시는지, 숨 쉴 때마다 결리는지 등을 설명한다. 증상이 어느 정도의 강도로 얼마동안 나타나는지도 구체적으로 말한다. 주된 증상은 한 가지가 될 수도 있고 두세 가지가 될 수도 있다.

■ 증상이 시작된 시기

언제부터 증상이 나타났는지, 즉 몇 시간이 지났는지 혹은 며칠이 지났는지를 설명한다. 만약 오래된 만성병이라서 정확한 시기를 기억할 수 없다면 대략적인 시기를 말하면 된다.

■ 증상의 진행 과정

증상이 계속 심해지는지, 기복이 있는지, 기복이 있다면 어떨 때 심해지고 덜해지는지를 설명한다. 이를테면 식사를 하고 나면 더 아프다거나, 휴식을 취하면 좀 낫다는 등의 설명을 하면 된다. 만약 최근에 증상이 악화되었거나 증상이 변한 시기가 있다면 그 부분에 대해서도 알린다.

■ 주된 증상 외의 전신 증상

핵심적인 증상 외에도 몸에 불편한 문제를 모두 말한다. 이를테면 가슴이 아픈 것이 주된 증상인데, 식욕이 없다거나 땀이 많이 난다는 등의 부가적인 전신 증상이 있다면 함께 설명한다.

■ 병력, 즉 과거에 앓은 병이나 현재 앓고 있는 병

예전에 앓았던 병과 당시 치료 과정, 완치 여부를 설명한다. 또 현재 치료받고 있는 질환이 있다면 함께 알린다. 이때 알려야 할 중요한 병력은 암, 간 질환, 신장질환, 고혈압, 당뇨, 결핵 등의 만성질환, 만성 전염성 질환, 수술을 받은 적이 있는지 여부, 기타 특이 병력 등이다.

■ 가족 병력, 생활 패턴

가족 가운데 자신과 유사한 증상을 가진 사람이 있거나, 특이한 가족 병력이 있으면 알린다. 가족의 병력을 알면 유전이나 가정적 요인이 크게 작용하는 질병인 경우 조속히 대처할 수 있다. 생활 패턴이나 식습관에 대해서도 말하고, 술이나 담배, 커피 등의 기호품도 알린다. 이들 기호품을 이용한 기간이 어느 정도이고, 하루에 얼마나 이용하는지도 말하면 좋다.

■ 직업, 알레르기 체질 여부

직업이 때로는 특정 질병을 일으키는 중요한 원인이 되기도 하므로 알린다. 현재의 직업뿐 아니라 과거의 직업도 건강상 영향을 미치므로 알리는 것이 좋다. 특정 음식이나 환경, 약물로 인해 과민반응이나 부작용을 경험한 경우 미리 알린다. 특히 특정 약물에 대해 알레르기가 있는 사람은 반드시 말해야 한다.

■ 현재 복용 중인 약과 건강기능식품

다른 병으로 현재 복용 중인 약이 있다면 모두 말한다. 언제부터, 얼마나 자주, 어느 정도의 양을 복용하는지 알린다. 현재 복용 중인 영양제나 건강기능식품도 말한다. 질병에 직접적으로 영향을 줄 수 있고,

처방할 약물과 상호 작용을 일으킬 수도 있으므로 모두 말하도록 하자.

■ 여성의 경우 임신 유무, 월경력과 임신력

초경을 시작한 이후의 임신 가능 여성의 경우는 월경력에 대해 물어본다. 마지막 생리를 언제 했는지 물어보면, 대개 생리를 시작한 첫날을 말하면 된다. 특히 임신 여부는 아주 중요하므로 미리 의사에게 알려야 한다. 방사선 검사나 약물 가운데는 태아에게 악영향을 미치는 것이 있으므로 임신 가능성이 있을 때도 의사에게 미리 말하자.

적극적으로 묻고 이해하기

환자는 자신의 질병과 의사의 치료법을 제대로 이해한 후에 치료에 임해야 한다. 궁금한 것이 있으면 주저하지 말고 의사에게 묻고, 만일 의사의 말이 어렵다면 쉬운 말로 설명해 달라고 요구하는 것이 좋다.

환자가 자신의 병과 치료 과정에 대해 알 권리는 의료법에도 명시되어 있다. 특히 치료의 필요성과 위험성에 대한 설명은 충분히 들을 권리가 있다. 따라서 환자는 '무조건 의사에게 맡긴다'는 소극적인 생각을 버리고, 병원 치료를 시작할 때부터 자신의 알 권리를 스스로 찾아야 한다.

환자의 알 권리를 찾기 위해서는, 자신의 병과 치료 과정에 대해 이해가 되도록 묻는 적극적인 자세가 무엇보다 필요하다. 그래야만 보다 열심히 치료에 임할 수 있고, 치료 효과도 높일 수 있다.

적극적인 환자가 되는 것을 망설이는 이유 중 하나는, 의료진으로부터 '까다로운 환자'로 지목되어 부당한 대우를 받지 않을까 하는 우려도 있을 것이다. 그러나 예의를 갖춘 적극성은 그 환자를 더욱 기억하게 만들고, 의사의 관심을 끄는 자극이 되기도 한다.

자신이 담당하는 환자가 많은 정보를 갖고 있고, 치유 의지가 남다른 적극적인 환자라는 사실을 안다면, 의사 또한 긴장감을 갖게 될 것이고 관심도 커질 것이다. 환자의 적극성은 의사에게도 진료 의지를 북돋운 다는 사실을 잊지 말자.

환자와 보호자는 검사 내용, 진단 결과, 치료 계획, 처방 약의 효과와 부작용, 수술의 효과와 위험성, 진료비용 등 의문점이 생길 때마다 망설이지 말고 묻고, 스스로 결정할 수 있는 능력을 갖추어야 한다.

더 나아가 필요할 경우, 환자는 의사에게 자신의 진료기록 사본이나 요약한 기록을 요구할 수도 있다. 환자 스스로가 자신의 질병에 관한 정보를 최대한 모아서, 치유를 앞당기기 위해 유용하게 활용하는 자세가 필요하다. 환자가 자신의 질병과 치료 과정에 대해 제대로 알기 위해서, 의사와의 상담시간을 어떻게 써야 하는지 구체적으로 알아보자.

■ 의사의 말에 우선 집중하자

담당 의사는 진단 결과와 치료 계획 등 자신의 소견을 환자에게 설명한다. 이때 집중해서 듣는 것이 무엇보다 중요하다. 설명을 들으면서 이해가 되지 않는 부분은 바로 되묻고, 중요한 내용은 기록하는 것이 좋다.

■ 이해가 되도록 구체적으로 질문하자

의사로부터 궁금한 내용을 제대로 듣기 위해서는 알고 싶은 내용을 구체적으로 질문할 줄 알아야 한다. 예를 들어 '어느 정도 시간이 필요하다'고 한다면, '어느 정도는 며칠 정도를 말하는지?' 되묻고, '사람에 따라 부작용이 나타날 수도 있다'고 한다면 '어떤 사람에게 어떤 부작용이 나타나는지, 그 부작용이 나타날 가능성은 어느 정도인지?' 물어보자. '수술하는 것이 나을지도 모른다'고 한다면 '반드시 수술이 필요한지, 하지 않으면 어떻게 되는지?'를 구체적으로 물어서 제대로 이해하자.

의사의 말이 너무 빠르거나 생소한 의학 용어를 사용하면 천천히, 쉬운 용어로 설명해 달라고 정중히 부탁을 하자. 의사가 아무리 상세히 설명을 해도 환자가 이해할 수 없다면 소용이 없기 때문이다.

의사가 설명하는 중간에 처음 접하는 낯선 단어가 나오면 바로 그 자리에서 정확하게 되묻는 것이 좋다. 생소한 의학 용어나 약품 관련 용어가 나오면 미리 준비해 간 메모지에 적어 달라고 부탁을 해도 좋다. 그러면 의사는 그 단어에 대한 설명이 필요하다는 것을 알아차릴 것이다.

자신이 제대로 이해하고 있는지를 확인하기 위해 '제가 잘 이해하고 있는지 몰라서 그런데요, 방금 하신 말씀이 이런 뜻인가요?' 라고 자신이 쓰는 일반적인 표현으로 바꾸어 맞는지를 확인해 보는 것도 좋다. 자신이 사용하는 단어로 표현해 보면 의학적 개념이 좀 더 확실하게 파악될 것이고, 의사도 환자가 어떤 식으로 이해하고 있는지 알 수 있을 것이다.

■ 충분히 질문을 하되 최대한 예의를 갖추자

의사들이 시간에 쫓기는 것은 사실이다. 오래 기다리고 있는 다른 환자들을 고려해야 하는 경우도 있다. 따라서 환자나 가족들이 이해가 되도록 충분히 묻는 것도 중요하지만, 의사의 바쁜 진료 일정을 지나치게 방해하는 것은 좋지 않다. 또 환자의 지나친 요구로 담당 의사에게 불쾌감을 주는 것도 현명하지 못하다.

환자로부터 증상에 대해 충분한 정보를 얻었다고 판단하는 의사를 붙들고 반복해서 증상에 대해 설명하거나, 검사를 해야 정확한 진단과 이후 진료가 가능한데 앞질러 질병에 대한 설명을 요구하는 등의 행동은 자제해야 한다.

환자는 궁금한 것을 구체적으로 묻되, 예의를 갖추어야 한다. 그리고 자세한 설명을 들은 후에는 감사인사를 하는 것이 바람직하다. 원만한 사회생활을 위해 필요한 기본적인 예의가 진료를 받을 때도 필요하다.

의사에게 치유 의지가 남다른 적극적인 환자로 보이는 것과, 기본적인 예의도 갖추지 않은 무례한 환자로 보이는 것은 전혀 다른 결과를 낳을 수 있다. 전자의 경우는 의사의 주의를 환기시켜 적극적으로 진료에 임하는 자극제로 작용하지만, 후자의 경우는 열심히 하려는 의지마저 떨어뜨릴 수 있다.

현명하게 받는 병원 검사

병을 정확하게 진단하기 위해서는 여러 가지 검사를 하게 된다. 검사의 종류를 보면 환자의 혈액 · 소변 · 대변이나 인체 조직의 일부 등을 통해 질병을 진단하는 '임상검사', 체내 장기의 병리적 변화를 영상을 통해 관찰하는 '영상검사', 장기의 여러 가지 기능을 측정하는 '기능검사', 인체 내부를 볼 수 있는 기계, 즉 내시경을 체내에 삽입해 관찰하는 '내시경 검사' 등으로 나눌 수 있다. 각 검사에 속하는 세부적인 검사법은 다음과 같다.

■ 임상검사

혈액검사 : 혈구검사, 화학검사, 호르몬 검사, 종양검사, 면역검사 등

소변검사 : 당뇨검사, 신장기능 검사, 방광염 검사 등

대변검사 : 잠혈검사, 기생충 검사 등

체액검사 : 염증검사, 알레르기 검사 등

균배양 검사

조직검사

■ 영상검사

방사선 검사 : 엑스선 촬영(X-Ray), 컴퓨터단층촬영(CT)

초음파 검사 : 태아 초음파, 복부 초음파, 심장 초음파, 경동맥 초음파 등

자기공명영상검사(MRI)

핵의학검사 : 양전자방출단층촬영(PET), 단일광자방출단층촬영(SPECT), 갑상선 검사 등

■ 기능검사

심전도 검사, 폐기능 검사, 간기능 검사, 운동부하 검사 등

■ 내시경 검사

위내시경, 대장내시경, 기관지내시경, 항문경, 방광경 등

■ 기타 검사

혈압검사, 체성분 검사, 안압검사, 시력검사 등

병원의 검사 가운데는 동의서에 서명이 필요한 경우가 있다. 이것은

우리 몸에 어떤 위험을 줄 가능성이 있다는 말이기도 하다. 따라서 동의서는 꼼꼼히 읽어 보고 서명해야 한다.

X선 촬영이나 CT 촬영에는 방사선이 사용된다. 단기간에 여러 차례 방사선에 노출되면 암을 유발할 위험성이 있다. 물론 일반적인 X선 촬영의 경우 문제가 되지 않는다. 그러나 인체를 사방에서 촬영해 입체적인 영상을 볼 수 있는 CT 촬영은 흉부 X-ray에 비해 50배 정도 방사선 노출량이 많다고 보고되고 있다. 따라서 단기간에 여러 차례 방사선 촬영을 할 때는, 그런 사실을 담당 의사에게 알리고 신중을 기할 필요가 있다. 다행히 방사선량을 줄인 기계가 속속 등장하고 있어, 그 위험성이 줄어들 전망이다.

영상검사에서 쓰이는 조영제도 위험성이 있다. 혈관조영제는 X선 촬영을 할 때 명확한 영상을 얻기 위해 사용하는 물질로, 드물기는 하지만 피부 및 혈관 손상, 과민증, 신증, 신경독성 등의 부작용이 보고되고 있다.

특히 조영제를 이용한 특수 촬영 가운데 뇌혈관조영술이나 관상동맥조영술의 경우, 조영제를 주입하기 위해 관상동맥이나 경동맥으로 가는 관을 삽입하는 과정에서 혈관 벽의 프라그나 혈전을 자극해 검사 도중에 뇌졸중을 일으킬 수도 있다. 물론 이런 부작용이 나타날 가능성은 극히 희박하고, 정확한 영상 촬영을 위해서는 조영제가 필요하므로 대중적으로 널리 쓰이고 있는 실정이다.

MRI(자기공명영상촬영)의 경우 방사선을 이용하지 않아 위험성은 없지만, 검사를 하는 과정이 불편하다. 장시간 좁은 기계 속에 들어가 기계음에 노출된 상태로 촬영을 하기 때문에, 폐쇄공포증이 있는 사람은 이용하기가 어렵다.

수평 단층영상만 볼 수 있는 CT와 달리, MRI는 수직 수평 단층영상을 모두 볼 수 있고 영상 화질 면에서 가장 우수하다는 장점이 있다. 그러나 공기가 차 있는 폐나 움직이는 장기의 경우는 촬영하기가 어렵다. 이런 경우는 오히려 CT가 더 정확하다.

PET(양전자방출단층촬영) 등의 핵의학검사는 방사선 물질을 인체에 주입해 특정 장기의 해부학적 형태 변화뿐 아니라, 기능적 · 생화학적인 변화도 알 수 있어 질병의 조기 진단이 가능하다는 장점이 있다. 그러나 체내에 방사성 동위원소를 미량 주사해 촬영하기 때문에, 방사선 노출의 위험이 있으므로 자주 이용하는 것은 좋지 않다.

초음파를 이용해 인체 영상을 관찰하는 초음파 검사는 방사선의 위험이 없고, 간편하게 검사를 하면서 바로 결과를 볼 수 있다는 장점이 있다. 주로 태아 관찰이나 심장, 간, 췌장, 동맥 관찰 등에 이용되고 있다. 그러나 세부 장기의 관찰 시 정확도가 다소 떨어지는 것이 단점이다.

내시경을 체내에 삽입해 관찰하는 내시경 검사의 경우, 검사 과정이 고통스럽기 때문에 꺼리는 경향이 있다. 그래서 최근에는 수면내시경이 많이 이용되는데, 수면을 유도하는 약으로 인해 부작용이 발생하는 경우가 종종 보도되고 있다.

검사 과정에서 다소 위험성이 있는 검사법이 있는가 하면, 검사 자체의 실질적인 효과가 의문시되는 검사법도 있다. 검사란 질병을 진단하고, 치료 후의 변화와 효과를 관찰할 수 있어야 한다. 즉 이전의 검사 때보다 호전된 정도를 측정할 수 있어야 한다. 질병의 경과를 진단할 수 없어 일회성에 그치는 검사법이나, 과장되게 알려진 검사법은 피하는 것이 좋다.

혈액만으로 중풍을 검사할 수 있다는 '생혈검사', 체내 독성을 측정한다는 '모발검사' 등이 그 대표적인 예이다. 병원에서 일반적으로 쓰지 않는 이들 검사법을 마치 특별한 효능이 있는 첨단 검사인 것처럼 과장해서 알리고 수익을 올리는 병원들도 있다.

새로운 검사나 치료법은 우선 주의를 기울이는 것이 좋다. 그 검사가 실질적인 가치가 있는지, 문제는 없는지를 어느 정도 검증을 받은 후에 이용하는 것이 현명하다. 실효성 있는 검사를 선택하는 환자의 안목이 필요하다.

병원에서 검사에 들어가기 전에 환자와 보호자는 해당 검사의 목적, 검사 부위와 방법, 검사의 위험성, 검사 시의 통증이나 불편 사항, 검사 비용과 보험 적용 여부, 검사에 앞서 피해야 할 것과 주의사항 등을 구체적으로 물어보자.

일반적으로 위내시경, 복부 초음파 등은 공복에 검사를 해야 하고, 대장내시경은 대장 내의 변을 없애기 위해 검사 전날 병원에서 지급하는 약을 먹고 검사를 해야 한다.

혈액검사도 식전 공복 시에 채혈하는 것이 가장 좋다. 혈당이나 혈중 콜레스테롤은 식사에 영향을 받기 때문이다. 또한 가급적 채혈하기 전 날에는 과음·과식과 과도한 운동은 피해야 정확한 진단을 할 수 있다. 여성의 경우 생리 중에는 소변검사를 피하는 것이 좋다.

진단 결과와 치료법을 들을 때 유의할 점

검사를 모두 마친 후에는 병명과 진단 결과에 대해 설명을 듣게 된다. 이때는 의사의 설명을 주의 깊게 듣고, 어떤 병인지, 현재 어떤 상태에 있는지, 앞으로 어떻게 진행될 것인지 등을 구체적으로 물어 자신의 병에 대해 바르게 이해해야 한다.

담당 의사는 병을 진단한 후에 어떻게 치료하는 것이 좋은지를 설명한다. 이때도 구체적인 치료 방법, 해당 치료법의 효과와 위험성, 비용 등을 상세히 물어보자. 특히 치료 행위가 초래할 수 있는 위험성에 대해서 미리 충분히 알아야 한다. 흔히 환자는 치료의 유용성만을 묻는 경우가 많은데, 치료 과정이 초래하는 위험성과 부작용 가능성에 대해서도 반드시 점검을 해야 한다. 위험성이 높은 치료라면, 보다 안전하고 대안이 될 수 있는 다른 치료법은 없는지를 담당 의사에게 물어보자. 또한 해당 치료가 완치가 가능한 치료법인지, 아니면 증상만 완화시키는 방법인지를 알아볼 필요가 있다. 세상에 완벽하게 안전한 치료법은 없고,

치료 작용의 이면에는 인체에 부담을 주는 부작용이 있게 마련이다. 그런데 완치를 보장할 수 없는 증상완화법으로 치료를 오래 하다 보면, 그만큼 위험성이 커질 수 있다.

의사가 권하는 치료를 하지 않으면 어떻게 되는지, 일상생활 속에서 생활관리를 통해 치유할 수 있는지도 물어보는 것이 좋다. 환자가 치료 방법에 대해 제대로 이해를 해야만 스스로 더 많은 노력을 기울일 수 있다.

아울러 발병 원인은 무엇이고, 일상생활 속에서 무엇을 주의해야 하고, 치유를 앞당기기 위해서는 생활관리를 어떻게 해야 하는지를 세세히 묻도록 하자. 병원에서 하는 의학적 처치로 당장 증상이 없어졌다고 해서 문제가 해결된 것은 아니다. 병을 일으키는 원인이 그대로 남아 있다면 병은 재발할 것이다.

따라서 발병 원인을 알아내고, 그것을 바로잡으려는 노력을 기울여야 한다. 발병 원인이 불분명하고 복합적이라고 해도, 병을 부추기는 요인을 파악하려는 노력을 등한시해서는 안 된다. 어떤 경우에도 병을 근본적으로 치유할 수 있는 길을 적극적으로 모색해야 한다.

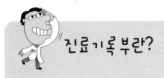

진료기록부란?

흔히 차트(chart)라고 부르는 환자에 대한 모든 기록을 말한다. 입퇴원기록지, 입원 동의서, 수술동의서, 수술기록지, 마취기록지, 암환자등록지, 주치의기록지, 인턴기록 지, 입원기록지, 간호기록지, 검사결과지 등 수십 종의 기록으로 구성되는데, 가장 중 요한 것은 의사기록지와 치료지시서, 그리고 간호기록지이다.

■ 의사기록지

의사기록지(Doctor 's Note)는 주치의가 환자의 질병에 대한 모든 정보를 기록한 것 이다. 진료과에 따라 그 양식과 강조하는 부분이 조금씩 다르다. 이를테면 신경과에서 는 환자의 의식 상태를 상세히 기록하고, 정신과에서는 환자와의 대화 내용을 적기도 한다. 일반적으로 사용하는 초진진료기록부나 입원진료기록부의 양식은 다음과 같다.

- ID 혹은 Heading(등록번호, 신원) : 환자의 인적 사항, 이름, 성별, 나이.
- C.C(주요 증상) : 우리말로 주소(主訴), 즉 주된 호소라고 한다. 환자의 주요 증상, 즉 병원을 찾은 중요한 이유를 기록한다.
- ROS(전신 증상) : 주된 증상 외에 환자가 불편해하는 부분을 모두 기록한다.
- P/I(현 병력) : 환자의 질병이 언제 어느 정도로 어떻게 진행되었고, 현재 어떤 상태인지를 기 록한다.
- PMHx(과거 병력) : 환자가 과거에 앓은 모든 병과 특히 알레르기에 대해 기록한다.
- FHx(가족력) : 가족 관계나 가족의 병력을 기록한다.
- SHx(사회력) : 술, 담배, 마약, 직업 관계 등을 기록한다. 산부인과적으로는 임신력, 월경력, 유산 경험, 성 경험이 기록되기도 한다.
- P/Ex(신체검사, 신체검진) : 환자의 몸을 의사의 감각(시각, 청각 등)과 청진기 등 물리적 기 구를 이용해 검사하는 것을 말한다.
- Imp and/or Diagnosis(추정진단, 진단) : 임프레션은 아직 확정된 진단이 아니라, 문진과 신체검사만으로 내린 진단을 말한다. 환자의 질병이 검사 등을 통해 확실해지면 진단이 이루어 진다.

■ **의사 치료지시서**

흔히 오더(Order)라고 하며, 환자를 어떻게 치료할 것인지에 대한 방침과 치료 과정에 대해 기록한 것이다. 의사가 병원 내 직원들에게 전달한 환자 치료에 대한 지시를 담고 있다. 이를테면 환자를 어떤 자세로 있게 할 것인가, 무슨 약을 언제 얼마큼 줄 것인가 등 상세한 내용을 기록한 것이다.

■ **간호기록지**

간호기록지(Nurse record)는 환자에 대한 치료와 병실 생활에 대해 기록한 것이다. 하루의 식사량부터 수면, 배설 횟수와 양, 투약 등 환자의 모든 생활 기록을 담고 있다.

치료 방법을 정할 때 알아야 할 6가지

1. 응급 상황이 아니라면 성급하게 결정하지 말자

응급 상황이 아니라면 성급하게 치료 일정을 잡지 말자. 자신의 병에 대해 제대로 이해하지 못한 채 너무 급하게 치료에 들어가지 않도록 한다. 특히 수술처럼 위험 부담이 큰 치료는 신중을 기해야 하고, 중병이라는 진단을 받으면 다른 의사에게 재진단을 받거나 다른 의학에서는 어떻게 진단하는지 알아보는 등 다각도로 검토한 후 치료법을 정하는 것이 좋다. 환자와 보호자가 해당 질병과 현재의 상태를 정확히 알고, 담당 의사가 권하는 치료법을 제대로 이해한 후 최선의 선택이라고 판단되면 치료에 임하는 것이 좋다.

2. 치료의 긍정적 · 부정적 결과를 저울질하자

의료에 완벽이란 없다. '최선의 방법'이라고 할 수는 있지만, 그것이 곧 완벽하다는 의미는 아니다. 약의 효용성의 이면에는 부작용의 위험성이 있듯이, 모든 치료법은 긍정적인 면과 부정적인 면을 함께 갖고 있다.

인간의 몸에 인위적으로 손을 대는 의료행위는, 병든 부분을 고치기 위해 건강한 부분에 해를 끼칠 수밖에 없는 경우가 있다. 그러나 의료행위란 기본적으로 그 부작용을 최소한으로 줄이면서 몸에 유익한 결과를 내는 것이므로, 치료 과정에서 몸에 일정 한도 이상의 부담을 주지 않는다는 기본원칙을 지키는 것이 현명하다. 치료의 주체인 환자가 자신의 병에 대해 제대로 이해한 후, 예측할 수 있는 긍정적 · 부정적 결과를 모두 고려해서 결정해야 한다.

3. 완치요법이 아닌 증상완화법은 신중을 기하자

자신이 받게 될 치료법이 완치가 가능한 치료법인지, 임시로 증상만 완화시키는 치료법인지 잘 알아보고 결정해야 한다. 완치를 기대할 수 없는 상황에서 증상완화제를 평생 먹어야 하거나, 재발할 가능성이 높은 수술을 해야 하는 경우라면 아주 신중해야 한다.

어떤 약도 장기간 먹는 것은 몸의 균형을 깨고 면역력을 교란시켜, 새로운 병을 불러올 수 있다. 또 아무리 간단한 수술도 메스를 가하기 때문에 인체의 완전성을 깨는 예기치 못한 위험성이 도사리고 있다.

응급이나 급성질환의 경우는 증상완화법이 큰 도움이 되지만, 만성병에 대한 무분별한 증상완화법은 장기적으로 볼 때 득보다 실이 큰 편이다. 현재의 의학 수준으로 완치를 기대하기 힘든 병이라면, 의학적인 치료보다 먼저 생활습관을 바로잡아 치유할 수 있는 길을 적극적으로 찾는 것이 현명하다. 올바른 생활처방을 해 줄 의사를 찾아 상담을 받는 것이 좋다.

오늘날 문제가 되고 있는 대부분의 만성병은 잘못된 생활습관을 바로잡으면 나을 수 있는 생활습관병이므로, 적극적으로 생활 교정을 하는 것이 근본적인 치유법이다.

4. 면역력을 심각하게 훼손하는 치료법은 신중을 기하자

과잉 투약, 과잉 수술은 당장은 효과가 있는 것처럼 보이지만, 실제로는 환자의 건강을 위협하는 경우가 많다. 우리 몸은 질병을 치유하는 능력인 면역력을 선천적으로 갖고 있다. 모든 병의 최고의 치료법은 자연치유 작용을 최대로 발휘시키는 것이다. 따라서 면역력을 심각하게 훼손하는 공격적인 치료로는 진정한 치유를 기대할 수 없다.

의사가 효과가 빠르게 나타나는 공격적인 치료법을 쓰는 것은, 환자들이 빨리 낫기를 원하기 때문이기도 하다. 그러다 보니 증상과 관련된 모든 약을 투여하고, 가시적인 효과를 빨리 내기 위해 부작용의 가능성이 큰 위험한 치료법도 주저하지 않는 것이다.

오랫동안 병을 앓아 온 환자가 치료를 시작한 후 빠르게 호전되고 증상이 사라진다면, 대개 면역력을 저하시키는 위험한 치료법일 가능성이 크다. 그로 인해 무서운 부작용과 후유증에 시달릴 수도 있다. 우리 몸의 전체 건강을 고려해 면역력에 부담을 적게 주면서, 단계적으로 치료를 하는 것이 보다 이상적인 치료이다. 쉽고 빠르게 병을 고치려는 환자들의 그릇된 심리가 오히려 진정한 치유에 걸림돌이 된다는 사실을 잊지 말자.

5. 새로운 치료법은 신중을 기하자

응급 상황이 아니라면, 새롭게 소개된 치료법은 가급적 피하는 것이 좋다. 치료법에 대한 장단점이 알려지지 않은 상태에서, 무턱대고 첨단 치료법이라는 말만 믿고 자신의 생명을 맡긴다는 것은 모험일 수 있다. 새로운 효과를 자랑하며 등장한 첨단 신약과 첨단 수술법이 심각한 부작용과 문제점이 드러나 사라진 사례는 무수히 많다.

또 아직 실험 중인 치료법은 환자의 동의하에 실시되어야 한다. 동의 후에 시행한다고 해도, 의사에게 그 치료법의 학술적 수준이나 평가를 확실히 물어 제대로 이해하고 있어야 한다. 그리고 새로운 진단과 치료에 대한 비용을 환자가 부담하는지, 아니면 연구를 시행하는 의사가 부담하는지도 미리 알아보자.

6. 치료의 목표를 질병이 아닌 환자 중심으로 세우자

치료의 목표를 질병이 아니라 환자의 입장에서 세워야 한다. 질병을 없애는 데 급급해 환자의 인간적인 삶이 무시되어서는 곤란하다. 예를 들어 환자의 목숨만 연장하려고 할 것이 아니라, 환자의 인간적인 삶이 최대한 고려되어야 한다는 말이다.

그러나 오늘날 병원에서는 사람보다 병을 먼저 생각하는 경향이 있다. 무리한 시술로 인공호흡기에 의지해 삶을 연명하는 등 심각한 치료 후유증을 겪는 이들이 있다.

질병을 치료하는 것도 중요하지만, 먼저 환자의 삶이 충분히 고려되어야 한다. 따라서 그 치료법이 가져올 수 있는 부작용이나 후유증에 대해서도 충분히 검토를 해서 결정하자. 치료를 해야 할 대상은 질병이 아니라 그 병을 앓고 있는 사람이라는 점을 잊지 말고, 환자와 가족의 고통을 최소화할 수 있는 치료법을 선택해야 할 것이다.

중병은 2명 이상의 의사에게 진단받자

검사 결과 오진이 의심되는 경우에는, 다른 의사에게 다시 진단을 받아보는 것이 좋다. 특히 중병이라는 진단을 받으면 적어도 2명 이상의 의사에게 진단을 받는 것이 현명하다. 어느 병원에서 암 진단을 받은 환자가 다른 병원에서 암이 아니라는 판정을 받은 사례는 많다. 생각보다 오진율이 높은 편이므로, 난치병이라는 진단을 받으면 다른 병원에서 다시 진단을 받아 보자.

의사도 사람인 이상 오진을 할 수 있다. 그리고 같은 질병에 대해서도 의사들마다 견해가 다를 수 있고, 의학에 따라 치료 방향이 다를 수도 있다. 따라서 검사 결과가 나오면, 우선 검사의 정확도가 어느 정도인지를 확인하자. 검사의 정확도가 90%인데, 암 같은 중병의 진단을 받았다면 다시 검사를 하는 것이 현명하다.

중병이나 난치병의 경우, 두 곳 이상의 병원을 방문해 상담을 하는 것이 좋다. 또 한방과 양방에서 모두 상담을 해보고 치료 방향을 정하는 것이 좋다.

다른 의사로부터 진단과 치료법에 대해 묻는 것을 세컨드 오피니언(Second opinion)이라고 한다. 다른 의사의 의견을 구해야 할 경우는 대체로 다음과 같다.

■ 응급 상황이 아닌데 수술을 해야 하는 경우

수술 이외의 다른 치료법이 있는지 다른 의사의 의견을 들어 볼 필요가 있다

■ 진단명을 못 붙이거나 진단이 명확하지 않은 경우

많은 검사를 받았는데도 환자의 질병에 대해 명확한 진단을 못 하거나, 환자의 상태에 대해 분명한 설명을 못 할 경우, 다른 의사의 의견을 들어 볼 필요가 있다

■ **매우 드문 질병이거나 중병일 경우**

4대 성인병, 즉 암, 중풍, 심장병, 당뇨병과 희귀 질환일 경우 다른
의사의 의견을 들어 볼 필요가 있다.

■ **의사로부터 질병에 대한 정보를 충분히 듣지 못한 경우**

의사와 원활한 의사소통을 하기 위해 노력했음에도 불구하고 환자가
자신의 질병에 대해 충분한 정보를 듣지 못한 경우, 다른 의사의 의견을
들어 볼 필요가 있다

병원을 옮길 때 유의할 점

다른 의사에게 2차 소견을 구할 때는 이전 의사로부터 검사 자료를 요
청하고 소견서를 받도록 하자. 정보를 정확히 전달할 수 있고, 검사비용도
어느 정도 줄일 수 있기 때문이다. 진료기록(차트)을 복사해 달라고 요청할
수도 있다. 이것은 법적으로 보장된 권리이다. 진료기록이나 검사 결과,
혹은 영상 촬영 사진을 복사하는 비용이 들지만, 그럴 만한 가치가 있다.

다른 병원에서 진단을 다시 받아 보겠다는 말을 하기가 민망하다고
해서, 의심스러운 상황을 그대로 넘어가서는 곤란하다. 까다로운 환자
로 취급받는 것을 두려워해서는 안 된다.

다른 의사에게 두 번째 의견을 구했는데, 진단이나 치료법에 대한 견해가 서로 다르다면 어느 쪽이 맞는지 판단하기가 쉽지 않다. 충분히 설명을 요구해 제대로 이해를 하는 것이 우선이다. 이럴 경우 3차 소견까지 구해 결정하는 것보다 안전할 것이다.

진료의뢰서, 소견서, 진단서 바로 알기

- **진료의뢰서 :** 다른 의사에게 진료를 요청하는 문서를 말한다. 일반적으로 환자가 상급 의료기관으로 갈 때 1단계 의료기관에서 받는 것으로, 의료법상의 정식 명칭은 '요양급여의뢰서'이다. 대개 의사들만 아는 영어나 약자로 기록되는 경우가 대부분이다.

- **소견서 :** 다른 의사나 보험회사, 학교 등에 환자의 진료 정보를 제공하기 위해 만든 문서이다. 요즘은 각종 사고나 보험 등과 관련된 증빙서류로 주로 이용된다. 영어나 약자로 기록되어 있다.

- **진단서 :** 질병이나 외상의 정도를 진단 기록한 일반적인 문서를 말한다. 일반진단서나 상해진단서는 반드시 치유기간을 기록한다. 이때 치유기간은 병으로 인해 증상이 나타나는 기간을 모두 말하는 것이 아니라, 의사의 진료나 관찰이 필요한 기간을 말하는 것이다. 환자들 가운데는 계속 아픈데 진단기간이 왜 이렇게 짧게 나오느냐고 항의하는 이들도 있다. 진단기간은 대부분 일반적인 정보에 따라 정해져 있고, 의사의 판단에 따라 1주 정도 늘거나 줄 수도 있다. 일반진단서 외에도 출생증명서, 사망진단서, 상해진단서, 장애진단서, 신체감정서 등이 흔히 발급되는 진단서이다.

오진이 의심되는 경우 외에, 병을 치료하는 과정에서 담당 의사에게 신뢰감이 떨어지거나 어느 정도 치료를 받아도 차도가 없을 때도 다른 의사를 찾는 것이 현명하다. 담당 의사에 대한 불만이 쌓이는데도 억지로 참고 견뎌야 할 이유가 없다.

의사에 대한 불신과 불만이 쌓일 경우, 환자와 의사 사이에 형성된 불필요한 스트레스가 치료에 악영향을 준다. 정신적인 스트레스는 어떤 경우에도 치료를 방해한다. 의사와 좋은 관계에 있어야 최상의 치료를 받을 수 있고 치료 효과도 높다는 것을 염두에 두고, 담당 의사를 바꾸는 문제를 너무 어렵게 생각하지 말자.

처방 약 이용 시 유의할 점

병원에서 약을 처방받을 때는 해당 약물에 대해 자세히 묻고 이해한 후 이용해야 한다. 자신이 복용할 약의 이름(성분명, 상품명 모두), 효과, 복용기간, 약으로 인한 부작용 가능성, 약품 가격과 건강보험 적용 여부, 바른 복용법과 보관법, 현재 복용 중인 다른 약과의 병용 여부를 물어야 한다.

또한 병을 근본적으로 치료하는 약인지, 증상만 완화시키는 약인지, 약을 먹지 않고 생활관리로 치유할 수는 없는지 등을 상세히 알아보자.

무엇보다 해당 약이 어떤 효과를 내고, 어떤 역할을 하는지에 대한 설명을 충분히 들어야 한다.

일반적으로 약을 기능 면으로 분류하면 병을 근본적으로 치료하는 약, 증상을 가볍게 해 주는 약, 결핍 요소를 보완하는 약으로 나눌 수 있다.

질병을 근본적으로 치료하는 약은 발병 원인을 제거해 주는 약으로 병원균을 제거하는 항생제 등이 여기에 속한다.

증상을 가볍게 해 주는 약은 발병 후 나타나는 발열, 통증, 기침, 구토, 가려움증, 부종 등의 증상을 가볍게 해 주는 증상완화제로 감기약, 진통제, 제산제, 아토피약, 혈압약 등 오늘날 만성병에 주로 쓰이는 약이 여기에 속한다.

결핍 요소를 보완해 주는 약은 인체에 부족하면 질병을 일으키는 물질을 보충해 주는 약으로 비타민, 미네랄, 단백질, 알부민과 같은 영양물질과 당뇨병에 쓰이는 인슐린 호르몬제, 소화효소제 등이 있다. 자신이 이용할 약이 어떤 기능을 하고 효과를 내는지 구체적으로 알고 이용해야 한다.

처방 약에 대해 더 많은 정보를 얻고 싶다면, 식품의약품안전청 의약품 정보 사이트(http://ezdrug.kfda.go.kr)에서 약 이름을 검색하면 성분, 효능, 복용 방법, 주의사항 등의 약품 정보를 얻을 수 있다.

일반적으로 병원 처방 약을 이용할 때 유의할 점을 알아보자.

■ 부작용에 대해 미리 물어보자

자신이 처방받은 약의 효능은 물론이고 부작용에 대해서도 미리 알아야 한다. 세상의 모든 약은 부작용을 일으킬 수 있다. 부작용이 일어날 수 있는 가능성에도 불구하고 약을 이용하는 것은 치료 효과가 더 크다고 판단하기 때문이다. 따라서 환자가 부작용에 대해 미리 알고 있다면, 그 증상이 나타날 때 현명하게 대처할 수 있다.

약으로 인해 나타나는 부작용 증상은 다양하다. 일반적으로 간과 신장기능의 저하, 소화장애, 변비, 우울증과 불안 같은 정신과적 증상, 알레르기 등이 나타날 수 있다. 이외에도 다양한 부작용이 일어날 수 있으므로 환자 스스로 자신이 복용하는 약으로 인해 나타날 수 있는 부작용에 대한 정보를 미리 알고 있어야 한다. 특히 자신이 예전에 부작용이나 알레르기를 경험한 약물은 반드시 기억하고, 병원에서 약을 처방받을 때 그런 사실을 알리도록 한다.

약국에서 바로 구입하는 일반의약품의 경우도 약사를 통해 부작용 여부를 자세히 물어본 후 이용하자. 그리고 약을 복용하기 전에 라벨이나 사용설명서에 적힌 주의사항과 금기 등을 꼼꼼히 읽어, 그 약에 대한 정보를 미리 알아 두는 것이 좋다. 어떤 약이든 부작용의 위험성은 있으므로, 약의 효능과 부작용을 정확히 파악한 후 환자 스스로 이용 여부를 결정해야 할 것이다.

■ 오래 먹어야 할 증상완화제는 신중하자

자신이 처방받은 약이 증상만 완화시키는 약이고, 그 약을 장기간 먹어야 한다면, 약에 의지하지 않고 치유할 수 있는 보다 안전한 방법을 찾는 것이 현명하다. 어떤 약도 장기간 먹는 것은 좋지 않다. 약물의 장기 복용은 체내 약물대사를 주관하는 간과 신장을 약화시키고 면역력 전반을 저하시켜, 또 다른 병을 부르기도 한다.

병원에서 평생 약을 먹어야 한다는 처방을 받을 경우, 당장 위험한 상황이 아니라면 약보다 생활치료법을 적극적으로 찾아보자. 오늘날 문제가 되는 대부분의 만성병은 잘못된 생활습관을 바로잡으면 나을 수 있는 생활습관병이므로, 적극적인 생활 교정을 하는 것이 안전하고 근본적인 치유법이다.

■ 부작용이 알려지지 않은 신약은 주의하자

시판 허가를 받은 지 얼마 되지 않은 신약을 이용할 때는 약효와 부작용을 자세히 알아보고 이용 여부를 신중하게 결정해야 한다. 당장 약효가 있다고 해도 나중에 어떤 부작용이 나타날지 모른다. 주목을 받으며 등장한 첨단 신약이 뒤늦게 부작용 폐해가 알려져 시장에서 퇴출된 사례는 무수히 많다. 대부분의 신약은 기존 약보다 비싸다는 것도 고려의 대상이다.

병원에서 신약을 처방받을 때는 미리 의사에게 그 약이 기존 약과 비교해 어떤 장단점이 있는지 구체적으로 물어보자. 생명이 위급한 상황이 아니라면, 부작용이 비교적 자세히 알려진 기존 약품을 이용하는 것이 현명하다.

■ 단순한 약 처방을 부탁하자

여러 가지 약을 함께 먹을 때는 약의 상호 작용으로 인한 부작용 발생 여부를 알아볼 필요가 있다. 요즘은 멀티 약(Multi drug)이라고 해서, 한 가지 약을 오래 쓰는 것보다 여러 가지 약을 적절히 쓰는 것이 더 안전하다고 알려져 있다. 그러나 보다 안전하게 이용하기 위해서, 여러 가지 약을 먹을 때는 미리 점검해 보는 것이 좋다. 또한 가급적 불필요한 약은 배제하고 처방을 단순화해 줄 것을 담당 의사에게 부탁하자.

병원에서 약물치료를 하고 있는 만성 질환자가 약국에서 일반의약품인 감기약이나 진통제를 임의로 구입해 복용하는 것도 위험하다. 여러 종류의 약을 함께 먹을 경우, 자칫 간이나 신장기능이 떨어질 수 있으며, 급성 쇼크를 일으키기도 한다. 일반의약품을 이용할 때도 자신에게 필요한 성분만 함유된 단일 제제를 이용하는 것이 좋다. 여러 가지 성분이 혼합된 복합 제제는 인체에 부담을 가중시킨다.

한 가지 이상의 질병으로 부득이 여러 종류의 약을 먹어야 하는 상황이라면, 먼저 증상이 심한 것부터 치료를 해서 많은 약을 한꺼번에 먹는 것은 피하자. 꼭 여러 가지 약을 복용해야 하는 경우라면, 시간 간격을 충분히 두고 이용하자. 의약품이 워낙 많아서 약물의 상호 작용으로 인한 부작용을 모두 파악하기가 현실적으로 불가능하므로, 가급적 많은 약을 함께 먹지 않는 것이 현명하다.

약품 간의 상호 작용뿐 아니라 약물과 음식, 약물과 건강기능식품 간의 상호 작용으로 약효가 떨어지거나 부작용이 나타날 수도 있다. 따라서 약을 처방받을 때는 미리 현재 복용 중인 건강기능식품과 함께 먹어도 되는지, 주의해야 할 식품은 어떤 것이 있는지를 알아보자.

■ 처방전은 2장을 받자

약 처방전은 환자에게 복용 약과 관련된 정보를 제공하는 것이다. 의사로부터 처방전을 받으면 내용을 꼼꼼히 살펴보고 본인의 처방전이 맞는지, 의사의 서명이 있는지 등을 확인하자.

처방전은 약국 조제용 1장과 환자 보관용 1장 해서 총 2장을 받아야 한다. 의료법에도 처방전을 2매 발급하도록 되어 있다. 환자 보관용 처방전은 잘 보관해 두는 것이 좋다. 자신에게 처방된 약품이 어떤 것인지 알 수 있고, 약물의 복용으로 인한 부작용이나 피해가 발생할 경우 입증 자료로 활용할 수 있다.

약국 조제용 처방전은 약국에 제출해, 조제 투약을 받으면 된다. 처방전은 환자의 질병 및 의료 이용 일지로서의 의미가 있으므로 잘 보관하고, 자신의 병력기록부로 활용하자.

■ 처방 약을 바꿀 때는 꼼꼼히 점검하자

병원에서 처방하는 약을 바꾸는 경우도 있다. 의사가 약을 바꿀 때는 증상이 개선되어 가벼운 약으로 바꾸는 경우, 기존의 약이 효과가 없는 경우, 부작용이 심한 경우, 그리고 새로운 약을 시험하려는 경우 등의 이유가 있을 것이다. 아직 당국의 허가를 얻지 못해 보험 대상이 아닌 신약의 경우는 그 약의 효과에 대한 실험 자료가 필요해 이용하는 것일 수도 있다.

일반적으로 약은 오래 사용하면 효과가 떨어지는 약제 내성이 생긴다. 인체가 약에 대해 저항성을 갖게 되므로 효과가 없어지고, 동시에 부작용이 심해지기도 한다. 이런 이유로 담당 의사가 약을 바꾸려고 한다면 환자는 현재 복용하는 약과 새로 처방하는 약의 차이점, 예상되는 효과와 비용의 변화, 부작용 가능성 등을 다시 분명하게 물어보고 이용하는 것이 좋다.

■ **복약 지침을 지키자**

어떤 약도 정확한 복용법을 지키지 않으면 제대로 효과를 볼 수 없다. 복용시간, 복용량, 복용기간, 복용 시 주의할 점 등 복약 지침을 제대로 지켜야 한다.

약을 복용할 때 중요한 것 가운데 하나가 체내에서 약물 농도가 적정하게 유지되도록 복용 간격을 지키는 것이다. 약을 거르고 먹으면 약효를 낼 만큼 농도를 유지할 수 없고, 지나치게 간격이 짧으면 약물의 농도가 너무 높아져 부작용이 나타날 수 있다. 또한 약의 특성에 따라 식전, 식후 등 복용시간이 다르므로 정해진 복용시간을 지키도록 하자.

경구용 약품은 충분한 물과 함께 먹는 것이 좋다. 복용한 약이 식도 등에 남아 있지 않게 하고, 약 성분이 잘 분해되도록 충분한 양의 미지근한 물과 함께 먹는 것이 좋다. 약을 먹을 때 우유나 요구르트, 녹차, 홍차, 주스 등과 함께 먹는 것은 약효를 떨어뜨릴 수 있으므로, 따로 지시한 경우 외에는 함께 먹지 않는 것이 좋다. 물약의 경우는 충분히 흔들어 먹어야 성분이 골고루 섞여 제대로 효과를 볼 수 있다.

캡슐제는 캡슐을 제거하지 않고 원형 그대로 먹어야 한다. 일반적으로 약의 형태는 위장, 소장 등 인체 어느 기관에서 흡수하게 만드느냐에 따라 정해진다. 따라서 특수한 형태로 제조된 알약이나 캡슐은 부수지 않고 그대로 복용하자.

처방받은 약은 어린이의 손이 닿지 않는 시원한 곳에 보관하고, 유효기간이 지났거나 유효기간이 불분명한 약은 폐기시키는 것이 좋다.

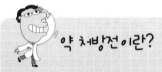

약 처방전이란?

약이나 주사를 환자에게 투여하기 위해 약의 용량, 용법을 기록한 것이다. 다른 치료는 처치 처방전이라고 한다. 처방전의 핵심 내용은 약의 이름, 분량, 용법, 용량이다. 처방전에 기재된 약품 중 맨앞에 나오는 것이 가장 중요한 약으로 주약이라고 한다. 감염 환자의 처방전이라면 주약은 항생제가 되고, 항생제는 대부분 위에 부담을 주므로 제산제나 소화제가 보좌약이 된다. 어린이의 경우 약을 먹기 힘들기 때문에 약에 설탕 성분을 첨가하면 교정약이 되고, 액체로 만들기 위해 사용하는 용액은 조형약이 된다.

주사제 이용 시 유의할 점

주사제는 먹는 약과 달리 혈액을 통해 작용 부위에 신속하게 도달하므로 빠르게 효과를 내지만, 간에서 해독 과정을 거치지 않아 부작용이 크게 나타날 수 있다. 염증이나 신경장애, 심할 경우 치명적인 쇼크가 오기도 한다. 주사를 맞은 후 급성 쇼크로 사망하는 경우도 있다. 효과가 빠른 약일수록 대체로 부작용도 큰 편이다.

주사제는 부작용의 가능성 외에도 비용도 더 들고, 오염된 주사기로 병원체가 전염될 위험성도 있다. 따라서 같은 효과를 내는 먹는 약이 있다면 굳이 부작용 위험성이 큰 주사제를 이용하지 않는 것이 좋다.

주사제의 위험성을 감안해 WHO는 가벼운 질환에는 주사제를 사용하지 말라고 권고하고 있다. 그러나 약을 좋아하고, 특히 주사제를 선호하는 우리나라에서는 병원 외래 환자의 주사제 처방률이 선진 외국에 비해 5배 이상 높은 편이다.

주사제는 응급 상황일 경우 혹은 주사제를 대체할 수 있는 먹는 약품이 없을 때 사용해야 한다. 주사를 맞고 난 뒤에는 처방전을 받아 주사 내용이 처방전에 기재(주사제 처방 내역 기재란)되어 있는지를 확인하자. 약국에서 약물 상호 작용을 확인하고, 복약 지도를 받기 위해서도 필요하다.

환자가 꼭 알아야 할 똑똑한 약국 이용법

좋은 병원을 찾고 좋은 의사를 만나는 것 못지않게, 약을 구입하는 약국 역시 믿을 만한 곳인지 꼼꼼히 알아보고 선택해야 한다. 무조건 집에서 가깝다고 정할 것이 아니라, 내 건강과 직결된 곳인 만큼 세세히 알아보는 적극성이 필요하다. 의사의 처방전 없이 전문의약품을 판매하거나, 의사의 처방에 다른 약을 끼워서 파는 약국은 피하는 것이 좋다. 약국을 선택할 때 주의해야 할 점을 알아보자.

■ 약사가 직접 약을 조제 또는 판매하는지 확인하자

일부 약국에서는 약에 대한 전문 지식이 없는 일반 직원(일명 카운터)이 약을 판매하기도 한다. 따라서 약사가 흰색 가운을 입고 있는지, 가운을 입은 사람이 약국에 걸린 약사면허증의 사진과 동일한지를 살펴보자. 약사 가운은 약사만 입게 되어 있다.

■ 의료기관과 담합하지 않는 약국을 찾자

의료기관에서 처방전을 주면서 특정 약국으로 가라고 한다면, 그 약국은 대개 병원과 담합 관계에 있을 가능성이 높다. 병원과 약국의 담합은 처방전의 이중 감시를 통해 환자에게 적절한 투약이 이루어지게 하려는 의약분업의 취지를 거스르는 것이다. 약국은 담합을 유지하기 위해 의사의 처방을 적극적으로 검토하지 않거나, 환자에게 약에 대한 정보를 충분히 설명하지 않을 수 있다.

■ 약물 부작용을 충분히 설명하는 약국을 찾자

세상에 부작용이 없는 약은 없다. 그러나 대개 의사는 약의 부작용 가능성에도 불구하고 유용성이 더 크다고 판단할 때 약을 처방한다. 따라서 약사가 처방 약이 일으킬 수 있는 부작용과 대처 방법을 미리 상세하게 설명하면 환자에게 큰 도움을 줄 수 있다. 약국에서 직접 구입할 수 있는 일반의약품의 경우도, 부작용을 미리 설명하고 부작용이 적은 약을 권하는 약국이 좋다.

■ 복약 방법을 제대로 알려주는 곳을 찾자

복약 지도란 약을 복용할 때 기본적으로 알아야 할 주의사항을 약사가 환자에게 설명하는 것이다. 복약 지도에는 약 이름과 복용시간, 복용량, 약의 효과와 부작용, 다른 약물과의 상호관계, 약 복용 시 피해야 할 음식 및 건강식품 등이 포함되어 있다. 성실하게 복약 지도를 하는 약국은 대체로 신뢰할 수 있다.

환자는 병원에서 받은 두 장의 처방전 가운데 한 장은 약국에 제출하고 조제 투약을 받으면 된다. 약국에서 투약을 받을 때는 반드시 본인 약이 맞는지를 확인하고, 궁금한 것은 그 자리에서 바로 물어보도록 하자.

의사가 처방한 약을 약사가 성분, 함량, 제형 등이 동일한 다른 의약품으로 대체 조제할 경우, 약사는 사전에 의사의 동의를 받아야 한다. 환자에게도 그 사실을 바로 알려야 한다.

그러나 실제로 약국에서 조제되는 약이 처방 약과 다른 경우가 있다. 의사가 처방을 할 때는 그 약을 써 보고 환자의 증상이 호전되는 정도를 점검한 후 약효에 대한 소신을 갖고 처방을 하는 것이다. 동일 성분의 약이라고 해도 오리지널 약과 카피 약은 다르다. 의사가 이용해 보지 않은 약에 대해서는 어떤 결과가 나타날지 모르는 것이다.

따라서 환자는 약국에서 처방 약을 받을 때, 병원에서 처방한 약과 동일한지를 물어보고 확인할 필요가 있다. 의사의 동의를 얻어 처방 약이 바뀌었다면, 환자 보관용 처방전에 조제 내역과 변경사항을 기록하고 약사의 서명을 받은 후 돌려받도록 하자.

또 약국에서 약을 살 때는 영수증을 함께 받도록 하자. 약제비 영수증은 환자 보관용 처방전과 함께 만약의 일에 대비할 수 있는 안전 장치이며, 연말 세금 정산에도 활용할 수 있다.

입원 치료 시 유의할 점

의사가 입원을 권유한다고 해서 반드시 그대로 따라야 하는 것은 아니다. 우선 담당 의사에게 외래 치료는 불가능한지 물어보고, 그 이유에 대한 명확한 설명을 듣자.

충분히 납득할 만한 이유가 없고 통원 치료가 가능한데 구태여 입원을 권한다면, 비어 있는 병실을 활용하려는 병원일 가능성도 있다. 입원의 필요성을 구체적으로 묻고 현명하게 판단해야 한다.

질문에 대해 싫은 내색을 하는 의사라면 책임감이 결여되어 있고, 상업적인 마인드가 강한 의사일 가능성이 높다. 통원 치료가 가능한 병은 굳이 입원 치료를 할 필요가 없으므로, 친분 있는 의사나 입원실이 없는 동네 의원에서 자문을 구해 결정하는 것도 좋다.

입원을 하기로 결정했다면, 현명한 입원 치료를 위해 알아야 할 유의 사항을 살펴보자.

■ 입원 시 필요한 준비물을 챙기자

입원을 하게 되면 병원에서는 입원결정서 또는 입원지시서를 발급한다. 환자는 입원 수속을 밟기 위해, 먼저 병원 원무과의 입원 창구에서 입원서약서를 작성해 접수하고 건강보험증 및 신분증을 제시한다. 이때 병원에 따라 입원과 수술 보증금을 요구하거나 연대보증인을 요구하기도 한다. 나중에 입원비를 내지 않는 환자로 인해 발생하는 피해를 막기 위한 사전 조치다. 입원 보증금의 요구는 건강보험법에 위배되는 불법이지만, 대부분의 병원에서 일종의 관행처럼 받고 있다.

일반적으로 입원을 할 때 환자가 준비해야 할 것은 건강보험증, 식사 도구(수저, 물컵 등), 세면도구, 실내화 등이다. 병실을 배정받으면서 병동 간호사로부터 입원 생활에 대한 안내를 받게 된다. 일반병실(보통 6인실 이상) 이상의 상급병실료는 보험이 적용되지 않으므로, 추가되는 비용은 전액 환자가 부담해야 한다.

■ 치료 과정을 기록하자

입원을 하면 주치의의 주도로 검사, 투약 및 수술 등의 진료가 이어진다. 입원 후에 환자와 보호자는 진료 시 일어나는 모든 상황을 바로 알고 치료에 임해야 한다. 그날그날 일어나는 일을 기록하면서 자신의 치료 과정을 제대로 이해하도록 하자. 기록하는 습관은 보다 적극적인 환자로 만들어 준다. 환자가 기록하기 어렵다면, 보호자가 맡아서 하는 것이 좋다.

■ 회진 시간을 이용하자

치료 과정을 이해하기 위한 질문은 주저하지 말고 하자. 먼저 아침과

저녁에 주치의가 회진하는 시간을 잘 기억해 두었다가, 질문할 내용을 미리 적어 놓고 묻는 요령이 필요하다. 일반적으로 종합병원의 주치의는 오전 7시와 오후 4시쯤 단독 회진을 하고, 오후 5시쯤 상급 의사와 함께 회진을 한다.

보다 정확한 내용을 알고 싶을 때는 병동의 간호사를 통해 주치의와의 상담을 신청하면, 정해진 시간에 면담을 통해 자세한 정보를 얻을 수 있다.

대학병원의 경우, 주치의는 대개 레지던트(전공의)다. 상급 의사인 전문의나 해당 과의 과장과 상담을 하고 싶으면, 주치의에게 담당 과장과의 면담을 신청하면 된다. 이때도 미리 궁금한 점을 메모해 단시간 내에 빠짐없이 질문할 수 있도록 준비하는 것이 좋다.

■ 병실 관계자와 적극적으로 교류하자

여건이 허락한다면 수간호사나 환자 모임, 병원 내 고객센터 관계자와 안면을 익히는 것이 좋다. 문제가 생겼을 때 쉽게 상의할 수 있고, 입원 생활에 필요한 유용한 정보를 얻을 수 있다. 환자나 보호자는 먼저 의사, 간호사 등 관련 의료진들에게 인사하고, 입원 치료에 보다 적극성을 보이도록 한다.

■ 퇴원 시 진료비 세부명세서를 챙기자

입원 치료가 끝나면 퇴원을 하게 된다. 일반적으로 환자가 완쾌되거나 호전되어 통원 치료가 가능한 경우 퇴원을 한다. 그런데 장기 입원 환자의 경우, 다 낫지 않았는데도 병원 측으로부터 퇴원을 종용받기도 한다. 병원에서 의학적 처치로 더 이상 호전을 기대하기 힘든 경우나, 혹은 입원 일수가 길어지면 병원이 건강보험공단으로부터 받는 입원료가 체감되기 때문에 퇴원을 권하는 것이다. 입원기간이 30일이 넘는 경우, 총 입원료 책정 금액에서 85%만 받을 수 있다.

입원 환자가 대기하고 있는 큰 병원의 경우, 한 환자가 오래 입원하는 것보다 새로운 환자를 원하는 것은 바로 병원의 수익성 때문이다. 신생 환자는 여러 가지 검사 등으로 수익성이 높기 때문에, 장기간 입원하는 환자에게 퇴원을 종용하는 경우도 있다.

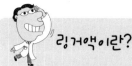

링거액이란?

병원에서는 응급 환자나 수술 환자, 중증 입원 환자에게 일반적으로 링거액을 주입한다. 쇼크, 탈수증, 영양실조 등에 혈액과 삼투압이 같은 다량의 액체를 주입하는 것을 수액이라고 한다. 링거액은 수액의 한 종류로 삼투압, 무기 염류 조성, 수소 이온 농도 등을 혈청과 같은 수준으로 만든 체액의 대용액이다. 일반적으로 수액주사라고 한다. 환자에게 링거액을 주는 것은 영양 보급의 목적도 있고, 응급 상황에 대비하는 의미도 있다. 환자에게 가장 빠르게 약물을 공급하는 방법은 정맥주사(약액을 직접 정맥 혈관 속에 주입하는 방법)인데, 이 정맥주사를 쉽게 할 수 있도록 미리 수액주사를 하는 것이다. 처방된 약물을 넣은 주사기를 링거액으로 주사해 체내로 빠르게 공급하게 된다.

퇴원 통보를 받으면, 건강보험증을 가지고 진료비를 납부하면서 퇴원 수속을 한다. 이때 일반 영수증 외에 진료비 세부명세서를 요청해 받도록 하자. 세부명세서에는 진료 내역에 대한 세부적인 내용이 구체적으로 나와 있어 확인하기가 쉽다.

진료비를 납부한 후에는 퇴원수속완료증을 병동 간호사실에 제출한다. 퇴원 후 복용할 약의 처방전을 받고, 통원 치료를 계속할 경우 외래 진료 예약 접수를 한 후 귀가하면 된다.

퇴원 후 거주지가 멀어서 입원한 병원을 계속 이용하기 불편한 경우에는, 집 근처 병원을 이용할 수 있도록 미리 주치의와 상의한 후 병원을 옮기면 된다. 인근 병원으로 옮길 때는 주치의 소견서, 진료기록부 사본을 챙겨야 한다.

수술 치료 시, 꼼꼼하게 준비하자

수술은 응급수술과 선택수술로 나누어진다. 응급수술은 생명이 위급한 상황에서 신속하게 해야 하는 수술이고, 선택수술은 미리 수술 일정을 잡아 계획을 세워 하는 수술이다.

또 전신마취를 해야 하는 수술과 국소마취만 하는 수술로 구분하기도 하고, 수술 방법에 따라 개복수술과 복강경 수술로 나누기도 한다.

개복수술은 메스를 이용해 복부나 관련 기관을 열고 수술하는 방법이다. 복강경 수술은 인체 중앙에 위치하는 복강이라는 공간으로 수술집도가 가능한 경(카메라)을 넣어서 수술하는 방법이다. 배에 평균 0.5~1cm 정도의 작은 구멍을 몇 개 만든 후 그 속으로 모니터링이 가능한 기구를 넣어 수술을 한다. 직접 개복수술을 하는 것보다 환자의 고통이 줄고, 출혈량이나 2차 감염의 가능성도 적으며, 회복기간도 단축된다. 그러나 복강경 수술을 할 수 있는 경우는 제한적이다.

담당 의사로부터 수술을 해야 한다는 말을 들으면 신중하게 결정해야 한다. 생명이 위급한 상황일 때는 어쩔 수 없지만, 응급 상황이 아니라면 의사로부터 수술 권유를 받은 그 자리에서 바로 결정할 필요가 없다. 자신의 질병과 해당 수술에 대해 충분한 설명을 듣고, 자세히 알아보고 난 후에 결정하는 것이 좋다.

우선 해당 수술에 대해 담당 의사에게 구체적으로 물어보자. 현재 자신의 질병이 생명을 위협하는 정도인지, 해당 수술의 명칭과 수술 방법은 어떻게 되는지, 치유를 위해 반드시 필요한 수술인지, 수술을 받지 않으면 어떻게 되는지, 해당 수술의 사망률과 실패율은 어느 정도인지, 수술이 성공하지 못하면 어떻게 되는지, 수술 후 합병증과 후유증의 가능성은 어느 정도인지, 수술하는 데 소요되는 시간과 수술 후 회복기간은 어느 정도인지, 수술비용과 보험이 적용되는지를 자세히 묻고 이해하자.

응급 상황이 아니라면, 다른 의사에게 다시 진단을 받아 보고 결정하는 것이 좋다. 수술 여부를 결정할 때 알아야 할 유의사항을 좀 더 구체적으로 살펴보자.

■ 좀 더 안전한 치료법부터 시행하자

완벽하게 안전한 수술은 없다. 인체에 메스를 가하는 일이므로 아무리 간단한 수술도 어느 정도의 위험성은 내포하고 있다.

수술 자체의 위험성 외에도 문제가 되는 것이 마취와 수술 후유증 등이다. 마취가 직간접적인 원인이 되어 사망하는 경우도 있고, 마취로 인해 호흡기, 심혈관계, 신장, 뇌의 기능이 저하될 수도 있다.

또 모든 수술은 합병증과 후유증에도 주의해야 한다. 폐렴, 응혈, 쇼크, 감염, 출혈 등의 합병증이 나타날 수 있고, 인체 일부의 영구적인 손상이나 사망을 초래하는 후유증을 초래할 수도 있다.

따라서 수술을 하지 않고 치료할 수 있는 보다 안전한 방법을 먼저 알아보아야 한다. 담당 의사에게 수술을 조금 연기하고 좀 더 안전한 다른 치료법부터 받아 보는 것이 어떤지 물어보자. 다른 치료법으로 비슷한 효과를 볼 수 있다면, 굳이 수술의 위험성을 감수할 필요는 없을 것이다.

수술 일정을 잡는 데만 한 달 이상 걸려야 하는 큰 병원이라면, 우선 수술 예약을 해 놓고 기다리는 동안 다른 의사를 만나서 보다 안전한 치료법을 찾아보는 것이 현명하다. 다른 의사들도 같은 의견이라면 예약된 수술을 하면 되고, 보다 안전한 치료법을 찾았다면 그때 가서 예약을 취소하면 된다. 해당 병원에는 미안한 일이지만, 수술 예약을 취소했다고 해서 환자에게 책임을 묻는 일은 없다.

■ 수술 사망률과 실패율을 점검하자

자신이 받게 될 수술의 효과는 물론, 수술의 잠재적인 위험성과 부작용에 대해서도 제대로 설명을 듣고 이해한 후 결정해야 한다. 병원에서는 수술의 이점만을 강조하고 단점에 대해서는 정확히 설명하지 않는 경우가 많다. 따라서 환자는 수술의 위험성에 대해서도 구체적으로 물어보는 것이 좋다. 해당 수술의 사망률과 실패율, 수술이 성공하지 못하면 어떻게 되는지도 자세히 알아보고 판단을 하자.

생존 기간을 기초로 사망률이 계산되는 일부 암을 제외하면, 대부분의 수술은 사망률이 상당히 낮다. 사망률이 1%라면 특별히 위험하다고 볼 수 없다. 그러나 그 1%의 사망자에 자신이 해당되지 말하는 법은 없다. 1%의 수치가 단지 상처나 불편을 주는 것이 아니라, '사망'이라는 점을 유념하자.

■ 수술 합병증과 후유증도 파악하자

수술 후 합병증이나 후유증의 가능성에 대해서도 미리 파악을 해야 한다. 수술을 받은 후 회복기간이 얼마나 걸리는지, 활동에 제한을 받는 기간이 어느 정도인지 알아보고, 병 자체보다 심각한 후유증을 유발하지 않는다는 보장이 있어야 한다. 수술 이후 직업이나 사회활동에 지장이 없는지, 장기적으로는 부작용이 없는지를 구체적으로 알아보자.

수술은 성공했지만 환자에게 심각한 후유증이 생긴다면, 수술한 의미가 없을 수도 있다. 요통을 치료하기 위해 받은 척추수술로 하체가 마비되거나, 자궁근종을 제거하기 위해 자궁 제거수술을 한 여성이 배뇨에 이상이 생기거나, 혹은 뇌경색 수술 후유증으로 식물인간이 되는 등 돌이킬 수 없는 수술 후유증이 발생하는 경우가 있다.

대부분의 의사들은 의학적 처치가 중요하다는 사실만 집중적으로 교육받는다. 그로 인해 환자의 편안함과 미래의 안녕이 가장 중요한 전제가 되어야 한다는 사실이 고려되지 않는 경우가 많다. 의사가 수술의 부작용과 미래의 삶에 미칠 잠재적 영향에 대해 애매한 태도를 취한다면, 책이나 인터넷, 관련 모임 등을 통해 같은 수술을 받은 사람의 경험담을 들어 보고 올바른 정보를 얻고 난 후에 결정을 하도록 하자.

■ 담당 의사의 수술 경력을 확인하자

수술을 담당할 의사의 해당 수술 경험을 알아보자. 수술을 자주 하고, 경험이 많은 의사를 통해 수술을 받는 것이 보다 안전하다. 외과 의사가 고도의 기술을 유지하려면 일주일에 적어도 10회는 수술해야 한다는 말도 있다.

특히 복잡한 미세 수술일 경우, 풍부한 경험이 있는 의사에게 수술을 받는 것이 좋다. 담당 의사가 수술 경력과 수술 전반에 대해 성실한 답변을 꺼린다면, 성실하고 경험 많은 다른 의사를 찾는 것이 현명하다.

■ **수술할 요일과 비용도 점검하자**

금요일 오후에는 가급적 수술을 피하는 것이 현명하다. 금요일에 수술을 받은 후, 의사들이 대개 자리를 비우는 주말에 응급 사태라도 발생하면 신속하게 대처하기가 쉽지 않다. 담당 의료진으로부터 수술 후 치료의 연속성을 보장받기 위해서는 주초 아침 시간에 수술을 받는 것이 가장 좋다.

수술에 걸리는 시간과 회복에 걸리는 기간, 비용에 대해서도 자세히 알아보자. 수술비와 그에 수반되는 입원비, 검사비 등 전체 비용이 얼마나 드는지 알아보고, 그 가운데 보험이 적용되지 않는 부분이 어느 정도인지도 알아보자. 만약 수술 후 오랫동안 치료를 받아야 한다면 대략적인 전체 비용에 대해서도 알아보아야 한다. 수술로 기대할 수 있는 효과가 미미하다면, 굳이 큰 수술비를 지출할 필요가 있는지 점검할 필요가 있다.

■ **수술동의서는 꼼꼼히 읽고 서명하자**

수술을 하게 되면 '수술동의서(승낙서)'를 꼼꼼히 읽어 보고 서명을 하자. 수술동의서는 의사로부터 수술에 대한 정보를 듣고 환자의 선택임을 동의하는 서식이다. 병명, 수술명, 설명하는 의사 이름, 그리고 수술에 대한 설명(필요성, 합병증, 우발적 사고 등)을 의사로부터 들어 이해한 후 수술을 요청한다는 것이 주된 내용이다.

수술동의서 하단에는 환자의 이름과 서명, 보호자의 이름과 서명을 적게 되어 있다. 서명 날인을 하기 전에 수술의 내용과 마취 방법 등 수술의 일괄적인 진행 상황이 제대로 적혀 있는지 점검하자. 수술을 받는 정확한 부위가 수술 대상으로 기록되어 있는지도 확인하자.

■ **전반적인 수술 과정을 알아두자**

일반적인 수술의 과정은 먼저 입원 전이나 후에 수술 전 검사를 하는 것으로 시작된다. 입원을 하면 수술을 집도하는 해당 과의 주치의가 마취과에 수술 전 검사 결과를 알리고 수술 일정을 잡는다. 마취과 의사는 대부분 수술하기 전날 환자를 만나 마취하기 전에 필요한 약을 처방하고, 수술에 대한 환자의 심리 상태를 파악하며, 수술에 대해 설명한다. 환자의 수술과 마취 경험, 수혈 알레르기 유무, 신체검진 검사 결과, 체중 등의 자료를 종합해 마취 방법과 종류, 용량을 결정하게 된다.

한 환자를 수술하는 수술팀은 대개 3~4명의 외과의와 마취과 1명, 그리고 간호사 2명으로 이루어져 있다. 큰 수술의 경우, 집도 의사 한 명, 보조 의사 3명, 마취 의사, 수술실 소속 스크럽 간호사, 마취 간호사, 회진 간호사 등 최소한 6~7명의 의료진이 수술을 한다. 수술실에 소속된 스크럽 간호사는 수술도구를 준비하고 직접 의사를 도와주는 간호사이고, 회진 간호사는 각 수술실에 돌아다니며 필요한 물품을 챙겨주는 간호사이다.

수술하기 전날 환자는 금식이나 관장을 해서 위장관을 깨끗이 하고, 수술할 부위의 털을 깎아 본격적인 수술 준비를 한다. 또한 환자는 귀고리 등 장신구를 모두 제거하고, 매니큐어나 화장을 지워야 한다. 수술 중에 환자의 얼굴 혈색이나 손톱을 보고 상태를 파악하는 경우가 있기 때문이다. 그리고 수술을 받기 전에 환자는 가급적 마음을 편하게 갖는 것이 좋다.

특히 신중해야 할 수술

- **척추 디스크 수술** : 일반적으로 척추 디스크가 생기면 대부분의 사람들은 바로 수술을 생각하지만, 수술이 필요한 경우는 대략 15~20%이내이다. 수술을 할 때는 세 곳 이상의 양방과 한방병원에서 진단을 받아 보고 결정하는 것이 좋다. 적절한 운동이나 재활치료, 생활습관 교정 등을 통해 호전되는 경우가 많다.

- **자궁근종 수술** : 자궁근종은 자궁막에 생기는 양성 종양으로, 중년 여성 다섯 명 가운데 한 명꼴로 발생하는 흔한 증상이다. 대개는 크게 문제가 되지 않으므로 무턱대고 수술을 하는 것은 좋지 않다. 근종이 6~7cm 이상 커져 통증, 빈혈, 불임 등의 문제를 일으키는 경우에 한해 수술을 고려해 보자. 근종이 더 커지는 것을 방지하기 위해서 심신의 스트레스를 줄이는 생활요법과 함께 비수술적 요법으로 먼저 치료를 하는 것이 좋다.

- **갑상선 수술** : 갑상선은 목 아래쪽에 있는 내분비선으로 신진대사에 관여하는 호르몬을 분비하는 기관이다. 이곳에 양성 종양이 생기거나 갑상선기능항진증 같은 이상이 있다고 해서 함부로 수술을 하는 것은 좋지 않다. 수술 후 목소리가 변하거나 저칼슘혈증으로 손발이 저린 후유증을 겪는 이들이 적지 않다. 갑상선 질환은 약물요법으로도 치료가 가능한 경우가 많다.

수술이 끝나면 주치의는 수술 내용에 대해 설명하고, 수술 도중 변경된 부분이 있으면 즉시 보호자에게 설명과 동의를 구해야 한다. 환자는 마취가 깬 후 병실로 오게 되고, 수술 후 주의사항, 심호흡 방법, 음식물 섭취시기, 활동시기 등에 대한 설명을 듣게 된다.

의료진과의 현명한 파트너십

자신의 질병을 치료할 병원과 의사를 선택할 때는 최대한 까다롭고 신중해야 하고, 병원과 의사를 결정한 후에는 최대한 믿도록 노력해야 한다. 환자와 보호자가 담당 의사와 좋은 관계를 맺도록 힘쓰고, 환자의 권리를 주장하되 최대한 예의를 갖추어 신뢰하는 마음을 보여야 한다.

환자들 가운데는 의사에게 적대감을 가진 이들도 있다. 이런 적대감은 결국 환자 자신에게 악영향을 준다. 적대감을 보이거나 불신의 벽을 쌓고 있는 환자에게 열성을 쏟을 의사는 드물다.

환자가 빨리 치료되지 않거나 치료 과정에 문제가 생기면, 가장 큰 타격을 받는 사람은 바로 의사이다. 의사 생활을 계속 하기 위해서도, 그리고 환자들로부터 좋은 평가를 얻어 병원의 이미지를 높이기 위해서도, 대부분의 의사들은 환자에게 성실하고자 노력할 것이다. 따라서 의사에 대한 무조건적인 반감이나 불신이 있다면, 환자 스스로 그런 편견을 버리는 것이 좋다.

의료진도 사람이다. 그리고 세상의 어떤 의학도 완벽한 것은 없다. 의사나 의학 역시 한계가 있다는 사실을 환자가 인정한다면, 의사와 보다 좋은 관계를 맺는 데 도움이 될 것이다.

자신이 선택한 의사를 신뢰하는 마음은 질병의 치유에도 큰 영향을 미친다. 담당 의사를 믿지 못하면 환자와 의사가 함께해야 할 치료 작업이 제대로 될 리 없고, 불신이 만든 스트레스가 오히려 병을 더 키울 수 있다. 담당 의사에 대한 실망과 불신이 커진다면, 차라리 주치의를 바꾸는 것이 현명하다.

환자가 의사에 대한 믿음이 클 경우, 치료 효과가 크다는 것을 단적으로 말해 주는 연구 결과가 바로 '플라시보', 즉 위약 효과다. 한 연구에 따르면, 가짜 약을 진짜 약이라고 믿고 먹을 때 30% 이상의 치료 효과를 보인다고 한다. 인간의 믿음이 주는 효과가 얼마나 큰 것인지를 말해 주는 사례다.

신뢰할 수 있는 의사를 적극적으로 찾아야 하고, 담당 의사를 정했다면 최대한 믿음을 보이는 것이 질병 치유에도 큰 도움이 된다는 사실을 잊지 말자.

의사와 좋은 관계를 맺기 위해서는, 먼저 의료진의 노력에 감사하는 마음을 적극적으로 표시하는 것이 좋다. 의사나 간호사도 사람이다. 감사와 칭찬의 말에 기분이 좋아지지 않을 사람은 없다. 의사에게 많은 질문을 하고 난 후에도, 설명에 대한 감사 인사를 적극적으로 건넨다면

'깐깐한 환자'라기보다는 '적극적인 환자'라고 생각할 것이다. 환자가 그만큼 열정을 보이는 것이므로 더 신경을 쓰게 될 것이다.

감사의 말과 환자의 소망을 담은 진솔한 편지를 담당 의사에게 써 보는 것도 좋은 방법이다. 적극적인 인사성은 어떤 상황에서도 그 사람을 더욱 주목하게 만들고, 보다 좋은 관계를 맺는 데 도움이 된다.

응급 상황일 때 의료기관 이용법

생명이 위급한 응급 상황에서는 당황하지 말고 환자를 가급적 빨리 병원으로 옮겨야 한다. 응급 상황에서 환자의 처치나 이송이 필요할 경우에는 신속히 119 구급대나 경찰, 지역 응급구조대에 연락을 한다.

또 1339응급의료정보센터(www.1339.go.kr)를 통해서 병원 정보, 응급처치 요령 및 의료 상담을 할 수도 있다. 갑자기 응급 상황이 발생하면 당황하게 되는데, 이럴 때 도움을 구하면 구급 처치법에 대한 설명을 들을 수 있다. 명절 연휴기간에 이용 가능한 당직 병·의원 및 약국 정보도 응급의료정보센터를 통해 알 수 있다.

서울지역의 경우, 외상 환자 및 독극물 중독 환자, 화상 환자의 응급 의료기관은 별도로 지정되어 있다. 외상 전문 응급의료기관은 영동세브란스병원이고, 중독 전문 응급의료기관은 서울아산병원, 화상전문 응급

의료기관은 한강성심병원이다. 보건복지가족부(http://www.mw.go.kr)에서 발표하는 전국 응급의료기관 평가 결과를 통해 우수 응급의료기관에 대한 정보를 얻을 수도 있다. 그러나 무조건 이름난 병원의 응급실로 가기 위해 시간을 지체해서는 안 된다.

우선 환자가 있는 곳에서 가장 가까운 병원으로 가 빠르게 응급조치를 받는 것이 중요하다. 환자의 생명을 유지하는 데 결정적인 골든타임(Golden time)을 놓쳐서는 안 되기 때문이다. 얼마 전 한 유명 권투선수가 부상을 입고 큰 병원으로 가기 위해 시간을 지체하다가 골든타임을 놓친 안타까운 일이 있었다. 응급 상황에서는 얼마나 빨리 응급조치를 받느냐가 가장 중요하다는 것을 잊지 말자.

평소 특정 질환이 있는 환자라면, 자신의 질병에 대한 응급 진료가 가능한 가까운 병원을 미리 알아 둘 필요가 있다. 혈소판 감소증 환자라면 응급수혈 시설이 있는 병원을, 천식 환자라면 인공호흡 시설이 있는 병원을 미리 알아 두는 것이 현명하다.

119 구급대에 연락을 한 후에는 환자의 상태를 살핀 후 필요한 응급처치를 해야 한다. 응급 상황에서는 당황하지 말고 침착성을 유지하는 것이 중요하다. 심호흡을 하면서 열까지 세거나 의식적으로 마음을 안정시키는 것이 좋다.

목 부상이 의심되면 아주 위험한 경우를 제외하고는 움직이지 않도록 한다. 의식을 잃은 환자의 경우, 숨쉬기 편하게 기도를 확보하는 것이 가장 중요하다. 구토를 할 때는 토사물이 기도를 막지 않도록 얼굴을

옆으로 돌리고 입 안을 닦아 준다.

의식을 잃은 상태에서는 대개 혀뿌리가 안으로 들어가 기도를 막아서 호흡을 방해하므로, 머리를 약간 뒤쪽으로 젖히고 아래턱을 약간 들어 올려서 기도를 열어 주는 것이 중요하다. 낮은 베개나 얇은 방석을 한 번 접어 어깨 밑에 깊숙이 넣어서 목이 편안한 상태가 되도록 하는 것이 좋다. 의식을 잃은 환자에게 우황청심환 등을 억지로 먹이는 것은 자칫 기도를 막히게 할 우려가 있으므로 피하도록 하자.

응급실을 이용할 경우에는 일반진료 시보다 50% 정도의 응급 가산율이 추가된다. 위급하지 않은 환자가 무분별하게 응급실을 이용하는 것을 막기 위한 것이다. 119 구급대의 이송비는 따로 들지 않는다. 응급 상황이 아닌데도 응급실을 이용할 경우에는 더 많은 비용을 내야 한다. 약 1만 6,000~3만 3,000원 가량의 응급의료관리료를 본인이 전액 부담하게 되어 있다.

의료법에서 인정하는 응급 증상과 응급 증상에 준하는 증상은 다음과 같다.

먼저 응급 증상으로는 급성의식장애, 급성 신경학적 이상, 구토 의식장애 등의 증상이 있는 두부 손상, 심폐소생술이 필요한 증상, 급성호흡곤란, 심장질환으로 인한 급성 흉통, 심계항진, 박동 이상 및 쇼크, 심한 탈수, 약물·알코올 또는 기타 물질의 과다 복용이나 중독, 급성대사장애(간부전·신부전·당뇨병 등), 개복술을 요하는 급성복증(급성복막염·장폐색증·급성췌장염 등 중한 경우에 한한다), 광범위한 화상(외부 신체 표면적의

18% 이상), 관통상, 개방성·다발성 골절 또는 대퇴부 척추의 골절, 사지를 절단할 우려가 있는 혈관 손상, 전신마취하에 응급수술을 요하는 증상, 다발성 외상, 계속되는 각혈, 지혈이 안 되는 출혈, 급성 위장관 출혈, 화학물질에 의한 눈의 손상, 급성 시력 소실, 얼굴 부종을 동반한 알레르기 반응, 소아경련성 장애, 자신 또는 다른 사람을 해칠 우려가 있는 정신장애 등이 해당된다.

응급 증상에 준하는 증상으로는 의식장애, 현훈, 호흡곤란, 과호흡, 화상, 급성복통을 포함한 복부의 전반적인 이상 증상, 골절 외상 또는 탈골, 그 밖에 응급수술을 요하는 증상, 배뇨장애, 혈관 손상, 소아경련, 38℃ 이상인 소아 고열(공휴일 야간에 한한다), 분만 또는 성폭력으로 인해 산부인과적 검사 또는 처치가 필요한 증상, 귀 눈 코 항문 등에 이물이 들어가 제거술이 필요한 환자 등이 해당된다.

■ 응급실의 기본 진료 과정

큰 병원의 경우, 응급실은 늘 만원이다. 응급 상황에 처한 환자들과 장시간 기다리고 있는 보호자들로 혼잡하기 때문에 당황하기 쉽다. 환자의 가족이라면 응급실의 진료 과정을 미리 알아 두면 위급할 때 도움이 될 것이다.

■ 환자 접수

위급한 환자의 경우, 시급한 응급조치가 끝나면 보호자는 응급실 창구에서 건강보험증을 제시하고 진료신청서를 작성해 먼저 접수를 해야한다. 접수가 되지 않으면, 검사와 치료 등 다음 단계 진료를 할 수 없다. 가급적 빨리 접수하는 것이 신속한 치료에 도움이 된다.

■ 의사의 문진(병력 묻기)

응급 환자는 의사의 진료와 기록이 함께 이루어진다. 응급처치를 진행하면서, 환자에 대한 진찰이 동시에 진행된다. 진찰은 환자의 병력, 즉 현재 질병의 경과를 묻는 것부터 시작한다.

■ 환자 상태 검진

환자의 상태를 살피고 청진(청각으로 진단), 촉진(촉각으로 진단), 시진(시각으로 진단) 등 다양한 방법으로 검진한다. 신체검진을 뜻하는 'Physical Examination'을 줄여 의료인들은 흔히 피지컬이라고 한다.

■ 단계적인 검사

정확한 진단을 위해 필요한 검사를 단계적으로 실시한다. 이것을 검사실(laboratory) 검사라고 한다. 흔히 의료인들이 쓰는 랩이 나왔냐는 말은 검사 결과가 나왔느냐는 뜻이다. 검사는 혈액검사, 소변검사, 영상검사 등을 단계적으로 한다. 검사를 할 때마다 검사요청서를 발부해 접수와 검사비 수납이 이루어져야 진행이 되므로 여러 차례 접수 창구를 오가야 한다.

■ 응급실 상급 의사 진료

　대학병원에서는 보통 인턴이나 응급의학과 레지던트 1년 차 의사가 처음 환자를 보고, 이후 응급의학과 상급 의사가 환자를 살핀 후 해당 과에 연락을 한다. 검사 결과가 나오면 응급실 주치의는 해당 과나 응급의학과 상급 의사에게 연락을 한다.

응급 상황에서 도움 요청!

- 119 구급대(국번 없이 119) : 응급 상황 발생 시 처치나 이송을 담당한다.
- 1339응급의료정보센터(국번 없이 1339) : 병원 정보나 응급처치 요령 및 의료 상담, 명절 연휴기간 중 당직 병의원 및 약국 정보를 안내한다.

응급의료대불제도

응급의료는 병원의 의무이다. 의료인은 업무 중에 응급의료를 요청받았거나 응급 환자를 발견한 때에는 즉시 응급의료를 행해야 하며, 정당한 사유 없이 거부하거나 기피할 수 없다. 국민의 귀중한 생명과 건강을 지키기 위해 의료비 부담 능력이 없는 사람이라도, 응급의료를 이용할 수 있도록 보장하기 위해 응급의료대불제도가 운용되고 있다. 병원이 건강보험심사평가원에 대불기금을 신청해 경제적 여력이 안 되는 응급 환자도 치료를 할 수 있도록 한 제도이다.

단, 대불기금 신청은 병원과 응급이송업자만 할 수 있으므로 환자 측에서 신청할 수는 없다. 그러나 이런 제도가 있다는 것을 의료 소비자가 알고 필요할 경우 병원 측에 요구해야 할 것이다.

■ **해당 과 주치의 진료**

검사 결과를 바탕으로 해당 과의 주치의가 환자에게 검사 결과와 환자 상태에 대해 설명하고 입원, 응급실 대기, 검사 추가, 치료 추가, 귀가 등을 결정하게 된다. 응급실의 진료 절차는 소형 병원의 경우 30분 정도 걸리지만, 대학병원은 보통 두세 시간 이상 걸린다. 환자가 많을 경우, 단지 컴퓨터촬영을 하기 위해 기다리는 데도 몇 시간씩 걸린다. 응급 상황이 아닌데도 응급실을 이용하는 일반 환자들이 많아, 응급실의 진료 지연과 혼잡이 가중되고 있다.

병원의 불치 선고에 대한 현명한 대처법

때로는 병원에서 '낫기 어렵다'는 진단을 받기도 한다. '몇 개월을 넘기지 못할 것 같다'는 극단적인 말을 듣는 경우도 있다. 하지만 그런 말을 절대적으로 받아들일 필요는 없다.

환자와 보호자는 병원에서 내린 불치라는 진단 앞에서 결코 절망해서는 안 된다. 어떤 경우에도 희망은 있다. 병원에서 포기한 불치병을 치유한 사람들은 많다. 의학적으로 설명할 수 없는 기적 같은 일은 모두 환자의 적극적인 의지가 만들어 내는 것이다.

불치라는 진단은 어디까지나 해당 의학과 그 의료진의 한계를 말하는 것이다. 병의 치유를 결정하는 가장 큰 힘은 환자 자신에게 있다. 의학의 힘을 넘어설 수 있는 것이 바로 환자의 의지와 마음이다.

병원에서 내린 불치라는 진단 앞에서 낙담하고 절망하면 병세는 더욱 악화된다. '내 병은 치유할 수 없다'고 생각하면 정말 회복 가능성이 없어진다. 사람의 잠재의식은 단지 생각으로 그치는 것이 아니라, 병의 결과에 커다란 영향을 미친다. 긍정적인 마음을 갖느냐 부정적인 마음을 갖느냐에 따라 우리 몸의 호르몬 분비가 달라지고, 기혈(氣血)순환이 달라지고, 면역력이 달라진다.

어떤 경우에도 부정적인 마음과 심리적인 스트레스는 병을 악화시킨다. 질병에 대한 공포가 질병 자체보다 환자에게 더 나쁜 영향을 줄 수 있다는 사실을 잊지 말자.

난치병에 걸린 환자가 마음을 편하게 먹는 것이 쉽지는 않겠지만, 가급적 긍정적인 마음을 가지려고 노력해야 한다. 모든 병은 회복될 가능성이 있고, 어떤 상황에서도 희망은 있다. '자신의 병은 반드시 낫는다'는 긍정적인 마음 자세는 병을 치유하는 더없이 좋은 약이 될 것이다.

불치병에 걸렸더라도 포기하지 말고 자신의 마음속에 긍정적인 이미지를 심자. 마음속으로 선명하게 그리는 건강한 이미지는 치유에 큰 도움이 된다. 의식의 힘은 인체에 생화학적 변화를 일으키고 면역력을 강화해, 질병을 이겨 내는 힘이 된다. 자신에게는 어떤 병도 이겨 낼 힘이 내재되어 있다는 사실을 굳게 믿고, 희망을 버리지 않는다면 병마의 고통에서 벗어날 수 있다.

마음을 편안하게 하기 위해 종교를 찾거나 최면, 명상 등 마음을 다스리는 데 효율적인 심신요법을 이용하는 것도 도움이 된다. 마음을 다스리는 법을 제대로 배운다면, 질병의 고통을 줄이고 치유 에너지를 높일 수 있다.

설령 불치라는 병원의 진단처럼 병을 이겨 내지 못한다고 해도, 질병의 공포에 갇혀 괴로워하면서 생의 마지막을 보내는 것과 평온하게 생을 마감하는 것은 큰 차이가 있을 것이다. 자신의 현재 마음을 들여다보고 삶 전반에 대해 긍정적인 자세를 갖는 것이야말로 모든 환자들에게 필요한 더없이 좋은 치유법이라는 사실을 잊지 말자.

병원에서 불치병 진단을 받은 이들은 긍정적인 마음 자세와 함께 적극적으로 치유의 길을 찾는 노력을 계속 기울여야 한다. 자신의 질병에 대해 공부하고, 다른 의학의 전문가를 만나 상담하고, 자신과 같은 병을 이겨 낸 환자를 만나는 등 모든 가능성을 적극적으로 찾아야 한다.

사람마다 치유 방법이 다르고, 어떤 의학에서는 불치인 병이 다른 의학에서는 완치되기도 한다. 따라서 현대의학, 한의학, 대체의학, 민간요법 등을 두루 공부해 치유의 길을 찾는 것이 현명하다.

자신이 앓고 있는 병을 이겨 낸 사람을 만나는 것도 치유에 큰 도움이 된다. 투병 과정에서 알아야 할 실질적인 조언과 더불어, 자신의 생명은 자신의 힘으로 지킬 수 있다는 사실을 깨닫게 된다. 그와 같은 깨달음과 희망이 결국 치유의 길로 들어서게 할 것이다.

치료 효과를 두 배 높이는 5가지 전략

1. 우선 자신의 병에 대해 공부하자

질병을 물리치기 위해서는 우선 그 병에 대해 구체적으로 알아야 한다. 특히 치료의 주체인 환자와 보호자가 질병에 대해 바르고 정확하게 이해하고 있지 않으면 안 된다.

요즘은 일반인도 쉽게 공부할 수 있는 길이 얼마든지 열려 있다. 일반인을 위한 쉬운 건강 서적이 다양하게 출간되고 있고, 인터넷을 통해서도 유용한 정보를 얻을 수 있다. 병원 치료를 시작하기 전에 우선 자신의 병에 대해 충분히 공부하고, 어떤 것이 표준 치료인지를 알아보자. 정보와 지식을 갖춘 환자가 되는 것이 무엇보다 중요하다.

환자가 스스로 전문성을 쌓아 자신의 병에 대해 지식을 갖춘다면, 담당 의사와 대화하기도 쉽고, 병원의 치료 과정에 현명하게 대처할 수 있을 것이다. 또 과잉 치료에 휘둘리는 일도 줄고, 생활적인 노력을 병행해 치유를 앞당길 수 있다.

지식과 정보를 갖춘 환자를 대할 때 의사는 더욱 긴장하게 되고, 또 정성을 쏟지 않을 수 없다. 환자 스스로의 치유 의지가 결국 좋은 의사를 만들고, 좋은 치료를 유도한다는 사실을 잊지 말자.

의료 정보를 접할 때는 너무 단편적으로 받아들이지 말고 폭넓게 수용하고, 적절한 의료 정보를 선택하는 것이 중요하다. 어느 한 매체나 서적의 단편적인 보도나 지식을 그대로 수용하는 것은 현명하지 못하다.

상업적인 정보가 많은 인터넷은 물론이고, 언론 보도나 관련 서적을 접할 때도 마찬가지다. 폭넓게 눈을 돌리고, 자신의 질병에 대해 신뢰할 만한 정보를 모아 정확한 지식만을 받아들여야 한다. 서적의 경우 저자의 전문성을 확인하고, 매체에 실리는 글도 출처와 글쓴이의 전문성을 확인한 후 정확한 의료 정보만을 수용하자.

자신이 접한 정보가 유용한 것인지를 알아보기 위해, 친분 있는 전문가나 관련 기관에 문의를 하는 것도 좋다. 의료 정보의 홍수 속에서 그릇된 정보를 가려내는 안목은 분명 필요하다.

세상에는 그 어떤 것도 쉽게 주어지지 않는다. 자신에게 가장 소중한 생명과 건강을 지키기 위해서는 그만한 노력과 시간을 투자해야 한다. 자신의 질병에 대해 공부하는 것이야말로 치유 효과를 높이기 위해 반드시 해야 할 일이다.

2. 적극적으로 좋은 의사를 찾자

좋은 의사를 찾아 치료를 받는 것이 치료 효과를 높이는 길이다. 임상 경험이 풍부하고, 치료 과정을 자세히 설명하며, 환자의 의견을 존중하고, 솔직하고 성실한 의사를 찾아야 한다. 또한 환자를 치료할 때 의학적 처방을 가급적 단순하게 하면서, 근원적인 건강을 도모하는 생활 관리법을 설명하는 의사가 좋다. 이런 의사를 적극적으로 찾아 인간적인 유대감을 형성하면서 치료를 받는 것이 좋다.

좋은 의사를 찾아 단골 주치의로 삼으면, 서로 잘 알게 되기 때문에 환자의 건강관리가 좀 더 쉬워지고 전화 상담도 가능하다. 친분을 쌓게 되면 책임감을 갖고 환자를 치료하게 될 것이다.

3. 발병 원인을 파악해 바로잡자

병은 내 삶의 결과이다. 무절제한 생활과 나쁜 식습관, 심신의 스트레스 등 잘못된 생활습관 속에서 조금씩 병의 싹이 자라서 결국 발병으로 이어진다. 병원에서 말하는 간이 나빠서, 혹은 심장이 나빠서 현재의 증상이 나타난다는 말은 어디까지나 결과이지 발병 원인은 아니다.

간기능을 떨어뜨린 발병 원인으로는 무절제한 음주나 과로 등에 그 원인이 있을 것이고, 심장 이상을 일으킨 데도 고지방식이나 심신의 스트레스 등 환자의 생활 속에 발병 원인이 있을 것이다. 그것을 찾아 바로잡는 것이 병을 근본적으로 치료하는 길이다.

현재 우리나라 국민의 주요 사망 원인인 암, 뇌졸중, 심장병, 당뇨병을 비롯해 고혈압, 아토피, 알레르기 질환 등 현대인의 발목을 잡고 있는 대부분의 병은 해로운 생활양식에서 비롯된 것이다.

이들 만성병은 병원에서 근본적인 해결책을 찾을 수 없는 병이다. 병원이라는 한정된 공간에서 의학의 힘만으로는 완치될 수 없다는 말이다. 환자의 생활방식에서 병을 일으키는 원인을 찾아 바로잡는 것이 완치를 가능케 하는 근본 치유법이다. 그럼에도 많은 사람들이 병원에서 해결책을 찾으려 하고 생활관리를 뒷전으로 미루고 있다.

첨단 의학적 처방보다 생활양식의 변화가 더 막강한 효과를 발휘한다. 앞으로 의학이 더욱 발전한다고 해도, 병의 원인인 나쁜 생활양식을 바꾸는 것보다 효과적이고 안전하지는 않을 것이다.

병을 근본적으로 치료하고 치유를 앞당기기 위해서는, 자신의 생활 속에서 병을 일으킨 요인부터 적극적으로 찾아야 한다. 일반적으로 발병의 원인은 무절제한 생활, 나쁜 식습관, 수면 부족, 운동 부족, 심신의 스트레스, 유해 환경, 산소 부족, 나쁜 자세, 일광의 과부족, 저온 자극 등 다양하다. 그 가운데 자신의 생활에서 문제가 되는 것을 하나씩 단계적으로 바로잡으려는 적극적인 노력을 해야 한다.

과로와 스트레스로 감기가 떨어지지 않는다면 몸과 마음을 쉬게 하고, 만성 소화불량이라면 식생활을 바로잡고, 기침으로 고생을 한다면 담배를 끊고, 비만으로 혈압이 오른다면 살을 빼고, 운동 부족으로 인한 순환장애로 신경통이 있다면 몸을 적극적으로 움직이는 근원적인 치유의 길을 찾아야 한다.

질병을 일으킨 잘못된 생활습관을 바꾸어야 병을 근본적으로 치유할 수 있다는 사실을 잊지 말자. 일상생활이 모두 치료의 과정이라고 여기고 꾸준히 실천할 때, 질병의 고통에서 보다 빨리, 그리고 보다 완전하게 벗어날 수 있다.

4. 면역력을 높이는 생활을 하자

우리 몸은 스스로를 보호하고 병을 치료하는 능력인 면역력을 선천적으로 갖고 있다. 달리 치료를 하지 않아도 상처가 아물고 감기가 낫는 것은 내 몸에 면역력이 있기 때문이다. 현대의학의 아버지라 불리는 히포크라테스는 "진정한 의사는 내 몸 안에 있다. 몸 안의 의사가 고치지 못하는 병은 어떤 명의도 고칠 수 없다", "의술이란 자연치유 기술을 흉내내는 기술이다"라는 말을 남기며 자연치유력, 즉 면역력을 강조했다.

면역력은 질병의 치유에서 가장 중요한 힘이다. 감기부터 암까지 모든 병의 최고의 치료법은 자연치유 작용을 최대로 발휘시키는 것이다. 의학적 치료법은 인체의 면역력을 보조하는 작용에 지나지 않는다. 따라서 면역력을 심각하게 훼손하는 공격적인 치료로 주객이 전도되는 일은 없어야 할 것이다. 또한 병원 치료와 함께 면역력을 높이는 건강한 생활관리를 병행해야만 치유를 앞당길 수 있다는 것을 잊지 말자.

몸 안의 의사인 면역력을 강화하기 위해서는 무엇보다 건강한 생활습관이 중요하다. 규칙적인 생활, 바른 식생활, 깨끗한 환경, 적절한 수면과 휴식, 적당한 운동, 긍정적인 마음, 적절한 체중, 바른 자세, 원활한 배변, 건전한 성생활, 금연, 적절한 음주 등을 실천해야 한다.

특히 안전하게 생산된 제철 식품을 과식하지 않고 골고루 먹고, 집안에 유해 화학물질이 쌓이지 않게 환기를 철저히 하며, 피부로 충분히 산소가 공급되도록 천연섬유 옷을 입는 건강한 의식주를 실천해야 한다. 또한 충분한 수면을 취하고, 심신의 피로를 풀기 위해 적절히 휴식을 취하며, 자신에게 맞는 운동을 찾아 무리하지 않는 선에서 꾸준히 실천하는 노력이 필요하다.

환경 공해가 날로 심각해지고 있는 오늘날, 우리 몸의 면역력을 지키고 강화하기 위해서는 자연 친화적인 삶의 양식도 필요하다. 대자연과 인간은 생태적 관계 속에서 공동운명체로 묶여 있다. 반자연적인 생활은 인간의 면역력을 무력하게 만드는 근본적인 원인이다. 환경 파괴를 막고 자연과의 조화로운 삶을 모색할 때 면역력은 자연히 높아질 것이다. 치유를 앞당기는 핵심 키워드인 면역력을 강화하는 것은 결국 환자의 의지와 노력에 달렸다. 일상생활의 관리가 바로 면역력을 높이고 건강을 되찾는 필수 치료 과정이라는 사실을 잊지 말고 스스로 가정의사가 되자.

5. '반드시 낫는다' 는 긍정적인 생각을 갖자

마음은 몸의 주인이다. 어떤 마음을 갖느냐에 따라 우리 몸의 호르몬 분비가 달라지고, 기혈순환이 달라지며, 면역력이 달라진다.

건강과 치유에 대한 긍정적인 생각은 우리 몸의 면역력을 강하게 만든다. 체내 면역체계를 강화하는 감마글로불린과 바이러스나 암세포와도 싸우는 인터페론 등을 생산해 치유의 힘을 끌어올린다. 뇌에서 생산되는 이런 물질은 환자의 생각이나 감정에 따라 달라진다. 긍정적인 마음 자세를 갖고 있다면, 뇌는 몸의 치유력을 높일 만큼 충분한 물질을 만들어 낸다. '반드시 낫는다' 는 긍정적인 자세가 더없이 좋은 약이라는 사실을 잊지 말자.

반면 두려움, 절망, 분노 등의 마음이 만들어 내는 병적인 에너지는 면역력을 무력화시켜 치료를 방해한다. 심리 상태로 유발되는 질병에 대한 연구에 따르면, 지나친 분노로 감정의 변화가 심해지면 우리 몸의 혈액, 땀, 침, 숨 등이 화학 작용으로 변한다고 한다. 피는 산성화되고, 침에는 유해 독소가 형성된다는 것이다. 또한 화를 낼 때 내쉬는 숨을 농축시킨 액을 실험용 쥐에게 주사하자, 즉사할 만큼 해로운 독소가 다량 함유되어 있었다고 한다. 한 사람이 한 시간 동안 계속 화를 내고 있으면, 80명을 죽일 정도의 강력한 독이 생성된다는 연구 결과도 있다.

이렇듯 심리적인 갈등과 스트레스가 만병의 근원이라는 사실이 많은 실험을 통해 구체적으로 증명되고 있다. 질병 자체보다 질병에 대한 절망과 공포가 더 큰 문제가 되기도 하는 것이다.

부정적인 마음을 털어버리고 긍정적인 마음을 갖도록 노력한다면, 분명 치유력을 높일 수 있다. 부정적인 생각이 병을 부르고 긍정적인 생각이 병을 치유한다는 사실은, 많은 학자들의 연구 결과를 통해서도 알 수 있다.

프랑스의 약사인 에밀 쿠에는 팔던 약이 떨어지자 유효 성분이 전혀 없는 가짜 약을 탁월한 약효가 있는 약이라고 팔았다. 그런데도 가짜 약을 먹은 사람들이 효과가 있다며 계속 찾아오는 것을 보면서 '플라시보 효과', 즉 '가짜 약 효과'라는 이론을 만들었다. 실제로는 아무 효능이나 효과가 없는 설탕 등으로 만든 가짜 약이라고 해도, 반드시 낫는 특효약이라는 믿음을 심어 주면 진짜로 낫는다는 '가짜 약 효과'는 결국 긍정적인 마음의 힘이 얼마나 중요한가를 잘 말해 주고 있다.

'플라시보 효과'의 반대 개념으로 '노시보 효과'라는 것도 있다. 아무런 작용을 하지 않는 물질을, 실험에 참여한 사람들에게 두통을 일으키는 약이라고 설명한 후 먹게 하면, 절대 다수가 실제로 두통을 호소한다는 것이다. 마음 자세에 따라 몸의 상태가 완전히 달라질 수 있다는 것을 단적으로 보여 주는 사례다.

질병으로 인한 부정적인 마음을 없애기 위해서는 우선 자신을 믿고, 긍정적인 마인드를 가져야 한다. 자기 내부를 향해 스스로 말을 걸어 자신을 위로하고 격려하면서 '반드시 낫는다', '모든 것이 잘 될 것이다'라는 긍정적인 이미지를 심는 노력을 하자.

어떤 경우에도 희망을 버리지 말고, 건강해진 모습을 자신의 뇌리 속에서 선명하게 그리는 이미지 훈련을 계속하면, 긍정적인 마음의 힘을 키워 난치병도 이겨 낼 수 있다. 명상, 요가, 단전호흡, 최면 등 심신을 이완시켜 평온한 마음으로 이끄는 심신요법 가운데 자신에게 맞는 것을 찾아 실천하는 것도 도움이 될 것이다.

의식적으로 자주 웃는 것도 마음을 밝게 해서 치유력을 높인다. 뇌 운동 가운데 가장 좋은 운동으로 꼽히는 웃음은 스트레스 호르몬의 분비량을 떨어뜨리고, 면역계를 강화하고, 심혈관 기능을 강화해 혈액순환을 돕는다. 내장과 근육 등이 운동한 효과를 내기도 하는 웃음은 치유력을 강화하는 좋은 건강법이다.

이외에도 마음의 문을 열고 주변 사람들과 적극적으로 대화를 나누고, 즐겁게 몰입할 수 있는 취미 활동을 찾아보자. 또 종교 활동을 통해 영적인 위안을 받는 것도 좋다. 이 모든 활동이 치유 에너지를 높인다. 자신에게는 불치병도 이겨 낼 강한 힘이 있다는 것을 믿고, 긍정적인 마음의 힘을 키운다면 이기지 못할 병이 없을 것이다.

소아과에서 치과까지

진료 부문별 실속 가이드

아프지 않아도 병원에 갈 일은 많다. 대부분의 사람들은 태어날 때부터 병원의 도움을 받는다. 영유아기에는 예방접종 등으로 병원을 찾게 되고, 아기를 가진 임산부 역시 산부인과에서 상담과 진료를 받고 출산을 하게 된다. 누구나 일생에 한 번쯤 찾게 되는 산부인과, 소아과, 치과 병원의 선택 요령과 진료 시 주의할 점을 미리 알아 두면, 해당 병원을 이용할 때 도움이 될 것이다.

이들 진료과 외에 양방에서는 해당 과목마다 진료 시 유의할 점이 조금씩 차이가 난다. 사람들이 많이 이용하는 내과와 외과를 중심으로 현명하고 실속 있는 병원 이용법에 대해 알아보자.

내과 진료, 처방 약을 점검하자

■ 병원 선택 시 - 처방 약 품목 수와 주사제 · 항생제 처방률을 참고하자

내과는 가장 기본적인 진료과로 많은 질환을 두루 담당한다. 환자가 증상이 애매해서 어느 과에서 진료를 받을지 명확하지 않을 때도, 대개 내과나 가정의학과에서 1차 상담을 하게 된다. 내과에서 먼저 진료를 받은 후에 외과로 가거나, 외과수술 후 회복기에 다시 내과로 와서 진료를 받는 경우도 많다.

약물치료를 주로 하는 내과 병의원을 선택할 때는, 약이나 주사제를 많이 쓰지 않는 곳을 찾아야 한다. 지나치게 많은 약을 복용하는 것은 오히려 건강을 위협하기 때문이다. 병원을 선택하기 전에 미리 건강보험심사평가원 홈페이지(http://www.hira.or.kr)에서 해당 병의원의 처방 약 품목 수와 주사제 · 항생제 처방률을 알아보는 것이 현명하다.

만약 진료를 한 후에 처방전을 받았는데, 약의 종류나 양이 너무 많다고 생각되면 다른 병원에서 다시 진단과 처방을 받아 보는 것이 좋다. 꼭 필요한 약이라면 병원마다 처방되는 약의 가짓수가 비슷할 것이다. 필요 이상으로 과잉 처방을 하는 병원이라면 신뢰할 수 없는 곳이다.

만성 질환자가 많은 내과에서는 증상이 애매하고 여러 가지 증상을 두루 갖고 있는 경우가 많다. 따라서 환자가 호소하는 증상에 꼼꼼히 귀 기울이고, 치료 과정을 자세히 설명해 주는 성실한 의사를 찾아 진료를 받는 것이 좋다. 또 생활습관병인 만성병 치료에서 더없이 중요한 생활 관리법을 알려 주고 상담해 주는 의사라면 믿을 수 있다.

이용하기 편하고 진료시간에 여유가 있는 병원 중에서, 생활처방에 적극적인 의사를 주치의로 정하고 꾸준히 진료와 상담을 받는다면, 더 나은 치료 효과를 기대할 수 있을 것이다.

■ 중복 처방되지 않도록 처방 약을 점검하자

약물치료를 주로 하는 내과에서 약을 처방받을 때는 자세히 물어보고 이용해야 한다. 자신이 이용할 약의 이름과 효과, 복용기간, 약으로 인한 부작용 가능성, 약품 가격과 건강보험 적용 여부, 바른 복용법과 보관법, 현재 복용 중인 다른 약과의 병용 여부를 물어야 한다.

내과 환자의 경우 문제가 되는 증상을 좇다 보면, 고구마 줄기처럼 계속 이어져 이곳저곳에서 여러 가지 문제가 발견되는 경우가 많다. 이를테면 혈압 이상 때문에 병원을 찾았는데, 검사와 진단을 해보니 당뇨도 있고 고지혈증도 있고 위염도 있는 등 몸 전반에서 이상을 보이는 경우가 있다. 상황이 이렇다 보니 처방 약이 계속 추가되어 결국 약을 한 주먹씩 먹는 경우가 생긴다. 약으로 인한 부작용의 가능성이 더욱 커지는 것이다.

더욱 위험한 것은 같은 약물을 중복 처방받아 이용하는 경우다. 2004

년 분당 서울대병원 노인병센터에서 65세 이상의 내과 환자 250명을 대상으로 약물 복용 여부를 조사한 결과, 조사 환자의 78%가 3개 이상의 만성질환을 갖고 있으며, 4개 이상의 약물을 먹는 환자가 39%로 나타났다.

또한 이들 환자 가운데 7%가 약물 부작용으로 병원에 입원한 것으로 나타났다. 간과 신장기능이 떨어져 약물의 대사, 배설기능이 제대로 이루어지지 않는 환자에게 특히 약물 부작용이 많았다. 이 조사에서는 심장센터와 뇌신경센터에서 동시에 진료받는 환자 가운데 혈압강하제, 고지혈증 치료제, 혈소판응집억제제 등을 중복해서 처방받는 문제점이 드러났다.

약물의 중복 처방으로 인한 부작용을 막으려면, 병원에서 약을 처방받을 때 반드시 현재 복용 중인 약에 대해 알려야 한다. 그러기 위해서는 우선 자신이 복용하는 약에 대해 잘 알아야 하고, 다른 병원에서 새로운 약을 처방받을 때는 미리 복용 중인 약물에 대해 자세히 말해야 한다.

상담하기 편한 병원과 믿을 만한 의사를 정해 꾸준히 진료를 받으면, 이 병원 저 병원을 다니며 중복 처방을 받는 일은 막을 수 있다. 부득이 다른 병원이나 다른 진료과를 이용할 때는 자신이 복용하는 약의 처방전을 미리 보여 주는 것이 좋다.

담당 의사에게 현재 복용 중인 약의 처방전을 보이는 것은 여러모로 유용하다. 예를 들어 혈압약의 경우, 그 종류도 많고 가격도 천차만별이다. 그런데 비싸다고 좋은 약이 아니라, 자신에게 가장 적당한 약을 적정한 용량으로 쓰는 것이 중요하다. 일반적으로 처음 혈압약을 먹을 때는 약한 약부터 쓰고, 증상이 심해지면 단계적으로 강한 약을 쓰게 된다.

이때 환자가 지금까지 이용해 온 기존 약에 대한 정보를 의사가 미리 알게 되면, 적정 용량을 찾는 데 드는 시간을 줄일 수 있다. 다른 약들도 마찬가지다. 따라서 병원에서 받은 약 처방전을 잘 보관하고, 자신이 이용하는 약에 대해 잘 알고 있어야 한다.

또한 가급적 약에 대한 의존도를 줄이면서 치료를 해 나가야 한다. 병원에서 약을 처방받을 때는 가급적 불필요한 약은 배제하고 처방을 단순화해 줄 것을 부탁하는 것이 좋다.

내과를 이용하는 만성 질환자들은 병을 근본적으로 치료하는 바른 생활습관에 대해 제대로 알고 스스로 생활 속에서 실천해야 한다. 담당 의사에게 생활요법에 대해 적극적으로 물어보고, 이를 생활 속에서 실천하는 것이 치유를 앞당기는 가장 빠른 길이다.

외과 진료, 수술을 신중히 결정하자

■ 병원 선택 시 - 수술 건수와 임상 경험을 참고하자

외과는 주로 수술적인 방법으로 치료를 하는 진료과이다. 각종 사고나 산업 재해 등으로 외상 질환자가 급증하는 오늘날에는 외과 병의원의 이용이 늘고 있고, 응급 상황에서의 신속한 수술은 유용성을 더하고 있다.

외과 병의원을 선택할 때는 자신이 받게 될 수술에 대해 풍부한 경험과 실력을 갖춘 병원과 의사를 찾아야 한다. 경험이 풍부할수록 대개 실력도 앞선다고 보면 되는데, 특히 미세한 수술을 하는 외과에서는 경험이 더욱 중요하다.

복잡한 수술일 경우, 해당 병원이 그 수술에 대해 얼마나 전문성이 있는지를 알아보는 것이 좋다. 조혈모세포이식술, 위암 · 췌장암 · 식도암 수술, 경피적관상동맥중재술(심장혈관확장술), 관상동맥우회로술, 고관절부분치환술 등 7개 부문에서 수술 건수가 많은 병원을 알아보려면 건강보험심사평가원 홈페이지(http://www.hira.or.kr)에 공개된 '진료량 지표(수술 건수)' 평가를 참고하면 된다. 수술 건수와 치료율이 반드시 비례하지는 않지만, 해당 수술에 대한 전문성을 파악하는 참고 자료는 될 것이다.

해당 수술에 대한 전문성이 있는 병원이라고 해도, 정작 자신의 수술을 담당할 의사가 신참이라면 신뢰도가 떨어질 수 있다. 따라서 수술을 담당할 의사가 해당 수술 경험이 얼마나 많고, 얼마나 자주 하는지를 미리 알아보아야 한다.

특히 복잡한 미세 수술일 경우, 경험이 풍부한 의사에게 수술을 받는 것이 좋다. 담당 의사가 수술 경력에 대해 성실한 답변을 꺼린다면, 성실하게 말해 주는 다른 의사를 찾아 다시 알아보는 노력을 기울여야 한다.

의사가 해당 수술을 어느 정도 해 왔는지 파악하기 어렵다면, 적어도 담당 의사의 임상기간과 경력은 미리 알아보고 수술에 임하도록 하자.

소규모 외과 병의원에서 수술을 할 때는, 미리 마취과 의사가 있는지를 알아보는 것이 좋다. 마취 부문에서 전문성이 떨어져 사고가 일어나는 경우가 있으므로, 마취 시스템을 점검해 볼 필요가 있다.

■ 수술은 최후 수단으로 신중히 결정하자

외과 병원에서 수술을 할 때는, 응급 상황이 아니라면 자신의 질병과 해당 수술에 대해 충분히 설명을 듣고 자세하게 알고 난 후 결정하자. 먼저 현재 자신의 질병이 생명을 위협하는 정도인지, 해당 수술의 명칭과 수술 방법은 어떻게 되는지, 치유를 위해 반드시 필요한 수술인지, 수술을 받지 않으면 어떻게 되는지, 해당 수술의 사망률과 실패율은 어느 정도인지, 수술이 성공하지 못하면 어떻게 되는지, 수술 후 합병증과 후유증의 가능성은 어느 정도인지, 수술하는 데 소요되는 시간과 수술 후 회복기간은 어느 정도인지, 수술비용과 보험이 적용되는지를 자세히 묻고 이해하는 것이 중요하다.

수술은 인체에 메스를 가하는 일이므로 아무리 간단한 수술도 위험성을 내포하고 있다. 수술 자체의 위험성 외에도 폐렴, 응혈, 쇼크, 감염, 출혈 등의 합병증이 나타날 수 있고, 인체 일부의 영구적인 손상이나 사망을 초래하는 후유증을 부르기도 한다.

특히 수술 후 합병증이나 후유증에 대해서는 미리 파악하고 있어야 한다. 수술 자체는 성공해도 환자에게 심각한 후유증을 남기는 경우가 적지 않기 때문이다. 담당 의사는 물론이고, 책이나 인터넷, 관련 모임 등을 통해 같은 수술을 받은 사람의 경험담을 들어 보고 올바른 정보를 얻은 후에 결정하도록 하자.

응급 상황이 아니라면 수술을 하지 않고 치료할 수 있는 보다 안전한 방법을 먼저 알아보는 것이 현명하다. 다른 의사에게 다시 진단을 받아 보거나, 다른 의학에서는 어떻게 진단하는지 알아본 후에 결정하는 것이 좋다.

관절통이나 요통 등 통증 해결을 목적으로 수술을 할 때는 더욱 신중해야 한다. 인공관절수술을 전문으로 하는 병원에서는 무릎 통증의 해소를 위해 대개 수술을 하라고 권할 것이다. 그러나 인공관절수술은 후유증이 많은 편이고, 수술을 해도 통증이 완전히 해소되지 않는다. 따라서 다른 병원에서 다시 진단과 상담을 해보고 결정하는 것이 좋다.

요통 해소를 위한 척추수술도 마찬가지다. 불필요한 수술이 시행되는 경우가 많고, 그로 인해 통증보다 더 심각한 후유증을 겪기도 한다.

요통이나 어깨 결림, 관절통은 대부분 일상생활 속에서 잘못된 자세나 운동 부족으로 인한 순환장애로 나타나는 경우가 많다. 따라서 잘못된 생활습관을 바로잡고, 비수술적 요법을 먼저 시행해 보는 것이 바람직하다. 수술은 이런 방법으로 문제가 해결되지 않을 경우에 하는 최후의 수단이 되어야 할 것이다.

외과에서 빠른 회복을 위해 물리치료를 할 때는 담당 의사와 원활한 상담이 이루어져야 한다. 대개 환자들은 물리치료를 처방받으면, 그 후 의사와 상담도 없이 물리치료실로 바로 가서 매회 그대로 치료를 받는 경우가 많다. 그러나 물리치료는 종류가 워낙 많고 단계별로 치료법이 다르기 때문에, 환자에게 잘 맞는지 혹은 문제가 없는지를 담당 의사가 계속 확인할 필요가 있다.

따라서 환자는 물리치료를 하기 전과 후의 몸의 변화와 통증의 경감을 스스로 점검해 보고, 의사와 계속 상담을 하면서 효율적이고 안전한 치료가 되도록 해야 할 것이다.

소아과 진료, 아이의 입장에서 꼼꼼히 점검하자

■ 병원 선택 시 - 상담과 이용의 편리성을 점검하자

유아들은 각종 검사와 예방접종으로 병원에 갈 일이 많다. 따라서 무턱대고 집에서 가까운 병원에 갈 것이 아니라, 내 아이의 평생 건강을 위해 좋은 소아과를 적극적으로 찾아야 한다.

소아과 병의원을 선택할 때는 먼저 경험이 많은 소아과 전문의가 담당하는 곳인지 확인하자. 경험이 많은 의사는 여러 가지 문제에 현명하게 대처할 것이고, 아이를 다루는 요령도 터득하고 있을 것이다. 대부분의 아이들은 병원에 가는 것을 싫어한다. 따라서 아이를 능숙하게 보는 의사가 있는 병원이 그만큼 이용하기 편하다. 또한 아이를 대하는 노하우가 치료를 할 때도 나타난다.

다른 병원보다 소아과는 이용하기 편리하고 상담하기 쉬운 곳인지를 잘 살펴야 한다. 아이를 키우는 엄마들은 궁금하고 답답한 것이 많다. 아이에 대해 시시콜콜 물어봐도 친절하게 답해 주고, 급할 때는 전화로도 상담이 가능한 곳을 선택하는 것이 좋다.

또한 아기 건강수첩을 잘 챙겨 주고, 예방접종을 빠뜨리지 않도록 알려 주는 곳이 좋다. 증세가 심각하지 않으면 약 대신 생활처방을 하는 곳이라면 믿을 만한 좋은 병원이다. 처방 약이나 항생제, 주사제 등을 남용하는 병원은 피해야 한다. 건강보험심사평가원 홈페이지 (http://www.hira.or.kr)에서 미리 해당 병의원의 처방 약 품목 수, 주사제와 항생제 처방률을 확인하자.

아무리 병원이 좋고 마음에 들어도 너무 먼 거리에 있거나 오래 기다려야 한다면, 단골 소아과로 정하기에는 부적합하다. 아이들은 갑자기 탈이 나는 경우가 많기 때문에, 이용하기 불편하지 않은 병원을 정하는 것이 현명하다.

요즘은 조기 진료나 야간 진료, 휴일 진료 등을 하는 소아과도 많으므로, 미리 진료시간을 알아보고 정하는 것이 좋다. 마음에 드는 소아과가 야간이나 휴일 진료를 하지 않는다면, 만일에 대비해 야간이나 휴일에 이용할 수 있는 소아과를 미리 한 곳 정해 두는 것이 현명하다.

그럴 경우 아이가 안전사고나 갑자기 이상 증상을 보일 때 신속하게 대처할 수 있다. 또 큰 병원의 응급실보다 이용하기 편리하고, 소아과 전문의에게 진료를 받을 수 있으며, 진료비도 저렴하다.

병원에 장난감이나 그림책 등 아이들의 관심을 끄는 것이 있다면, 병원을 이용하기가 한결 편할 것이다. 병원에 갈 때마다 아이와 씨름을 해야 하는 엄마라면, 아이가 좋아하는 시설과 아이가 편안해하는 의료진이 있는지 우선적으로 살피는 것이 좋다.

■ 단골 병원을 정해 적극적으로 생활 상담을 하자

아이를 키우다 보면 병원으로 달려갈 일이 많다. 그러나 배탈이나 설사, 감기 등은 시간이 지나면 자연치유가 되는 병이다. 이런 경우 의학적 처지를 하기보다는 생활 요령을 배워서 실천하는 것이 좋다. 그러기 위해서는 믿을 만한 단골 병원을 정해 생활관리 요령을 적극적으로 묻고, 생활 속에서 치유와 건강법을 도모하는 것이 바람직하다.

아이들이 소아과를 찾는 이유 중 하나는 예방접종 때문이다. 예방접종은 전염성 질환을 예방하기 위해 미생물의 병원성을 제거하거나 약하게 만들어 인체에 접종하는 것이다. 그러나 예방접종을 했다고 해서 그 질병을 완전히 예방할 수 있는 것은 아니다.

홍역, 볼거리, 풍진, 수두 등은 예방접종 효과가 높지만, 결핵에 대한 BCG 접종, 장티푸스, 콜레라 등은 예방접종 효과가 낮다. 더욱이 콜레라의 경우 3~6개월이 지나면 효과가 없어진다.

예방접종 시 더욱 문제가 되는 것은 부작용의 위험성이다. 열이 나고 주사 부위가 붓는 정도의 부작용은 저절로 회복되는 것이 일반적이지만, 드물게 심각한 부작용이 나타나기도 한다. 따라서 예방접종을 할 때는 부작용의 위험빈도와 질병에 걸릴 위험빈도를 잘 비교하는 것이 좋다.

우리 몸의 면역계는 적당히 병을 앓으면서 강화되고, 병에 대처하는 노하우도 생긴다. 감기를 앓고 난 다음 면역력이 강화되거나, 평소 잔병 치레가 많은 사람이 오래 사는 것도 적당한 자극이 오히려 면역계를 활성화시키기 때문이다.

따라서 독감이나 뇌염 등 계절적으로 유행하는 질병에조차 일일이 예방접종을 하는 것은 예방접종의 부작용이나 면역시스템을 고려할 때 바람직하지 않다. 콜레라처럼 예방접종보다는 환경이나 개인위생이 중요한 경우에도 굳이 예방접종을 강조할 필요가 없다. 아이에게 심각한 질환을 일으킬 수 있는 예방접종을 제외하고는, 적당히 병을 앓으면서 면역력을 강화해 가는 것이 바람직하다.

산부인과 진료, 분만 건수를 점검하자

■ 병원 선택 시 - 분만 건수와 제왕절개 분만율 등급을 참고하자

최근 들어 산부인과 중에서 여성병원으로 이름을 바꾸고 진료 영역을 확장하는 곳이 많다. 건강한 출산을 위해 산부인과를 선택할 때는 먼저 경험이 풍부한 산부인과 전문의가 담당하는 곳인지 알아보자. 해당 병원의 분만 건수를 알면 그 병원의 노하우를 짐작할 수 있으므로 미리 해당 병원에 물어보는 것이 좋다. 무통 분만 등에 필요한 마취 전문의가 병원에 상주하는지도 알아보자.

산부인과 병의원을 선택할 때는 자연 분만율도 점검하는 것이 좋다. 가능하면 자연분만을 유도하는 병원이 믿을 수 있다. 자연분만이 가능한 산모에게 인공분만, 즉 제왕절개 분만을 권유하는 곳은 상업성이나 병원의 편의를 먼저 생각하는 곳이라고 볼 수 있다.

자연분만에 비해 제왕절개 분만이 안전하다는 것은 잘못된 상식이다. 제왕절개수술도 다른 수술과 마찬가지로 후유증이나 합병증이 나타날 수 있다. 실제로 자연분만보다 합병증이 더 많고, 산모의 회복도 더 디며, 출산 비용은 더 든다.

산모의 골반이 좁을 경우, 태아가 거꾸로 위치한 경우, 태반이 자궁구를 막고 있는 전치태반의 경우, 고령의 초산인 경우, 임신중독증이 심한 경우 등을 제외하고는 가급적 자연분만을 하는 것이 바람직하다. 건강보험심사평가원 홈페이지(www.hira.or.kr)에 산부인과 병의원의 총 분만 건수와 제왕절개 분만율 등급(3등급 : 낮음, 보통, 높음)이 공개되어 있으므로 평가 결과를 참고하자.

이외에도 검사와 진료 과정 전반에 대해 미리 설명하고, 부작용 가능성과 비용 등을 자세히 설명하는 병원을 선택하는 것이 좋다. 야간 출산에 대비해 병원의 진료시간도 미리 점검하자.

고위험 산모의 경우, 내과나 소아과 등과 협진이 가능한 병원인지 알아보아야 한다. 고령 산모나 습관성 유산 산모, 특정 질병이 있는 산모 등 고위험 산모의 경우, 출산 시 응급 상황이 생기면 신속하게 대처할 수 있는 병원에서 진료와 출산을 하는 것이 보다 안전하다.

■ 기형아 검사를 바로 이해하자

산모는 단계별로 여러 가지 검사를 한다. 초음파 검사, 혈액검사, 소변검사, 풍진항체검사, 임신성 당뇨검사, 간기능 검사, 심전도 검사, 혈액응고 검사 등 일반적인 검사 외에 기형아 유무를 알아보는 검사를 한다.

기형아 검사는 전체 기형을 모두 진단하는 것이 아니라, 주로 다운증후군과 신경관결손에 대한 기형을 진단하는 것이다. 또한 검사 결과 정상이라는 것은 태아가 완전히 정상이라는 말이 아니라, 기형이 발생할 수 있는 빈도가 일반적인 수준이라는 말이다. 즉 '기형이 없다' 는 것이 아니라 '위험한 빈도가 아니다' 라는 뜻이므로 오해가 없어야 할 것이다.

일반 기형아 검사에서 위험하다는 진단이 나오면 추가 검사, 예를 들면 양수검사를 통해 염색체 검사를 하기도 한다. 태아의 세포를 채취해서 시행하는 염색체 검사의 경우 경비도 많이 들고, 임산부의 자궁 내부로 직접 기구가 들어가는, 소위 침윤성(浸潤性) 검사이기 때문에 어느 정도의 위험이 따른다. 따라서 모든 임산부가 염색체 검사를 받을 필요는 없다.

만 35세 이상인 임산부, 가족력에서 다운증후군 등의 기형아가 있는 경우, 전 임신에서 기형아를 출산한 경우, 3회 연속 자연유산을 한 습관성 유산 산모에 한해 검사를 받는 것이 현명하다. 기형아에 대한 산모의 불안 심리를 부추겨 모든 임산부들에게 염색체 검사를 권하는 병원이라면 검사비 수익에 더 관심이 많은 병원이라고 볼 수 있다.

믿을 만한 병원과 의사를 정해 처음부터 분만할 때까지 계속 진료를 받는 것이 좋다. 같은 의사에게 진료를 연속적으로 받는 것은 어떤 진료든 효율적이지만, 특히 산부인과 진료에서는 더욱 중요하다. 태아의 발육 상황과 산모의 건강 상태를 일관성 있게 파악할 수 있을 뿐 아니라, 중복 검사로 인한 스트레스도 피할 수 있다. 담당 의사가 연속적인 진료로 산모를 잘 파악하고 있으면, 갑작스런 분만이나 응급 상황에도 잘 대처할 수 있다.

성형외과 진료, 임상경험을 점검하자

■ 병원 선택 시 - 의사의 임상 경험과 마취시스템을 점검하자

성형외과 병의원을 선택할 때는 경험이 풍부한 성형외과 전문의가 담당하는 곳인지 알아보자. 최근 성형외과가 성황을 이루면서, 일부 의원에서는 전문의가 아닌 의사가 수술을 하는 경우가 있다. 따라서 미리 성형외과 전문의가 직접 수술을 하는지 확인하고, 성형외과 학회에서 발급한 전문의 인증서를 보여 달라고 부탁하는 것도 좋다. 성형의 노하우는 경험이 좌우하므로 어느 정도 경력을 쌓았는지도 살펴보자.

또한 성형외과 병의원을 선택할 때는 반드시 병원에 마취과 전문의가 있는지, 혹은 마취 전문의와 어느 정도 연계성을 갖고 있는지 알아볼 필요가 있다. 수술 중에 종종 마취 사고가 일어나기 때문이다. 간단한 쌍꺼풀 수술을 하다가 마취 사고로 사망하는 경우도 있다.

전신마취가 필요한 성형수술에는 마취 전문의가 참가하도록 되어 있다. 국소마취로 수술을 하던 중 갑자기 마취 범위를 늘릴 경우, 마취과 전문의 없이 시행하다가 문제가 생길 수 있다. 따라서 마취과 전문의를 핫라인으로 부를 수 있는 병원인지 미리 확인해야 한다. 응급 상황이 발생하면 인근 종합병원과 신속한 업무연계가 이루어지는지도 알아보는 것이 좋다.

그리고 치료 과정 전반에 대해 미리 설명하고, 부작용 가능성과 비용 등을 자세히 설명하는 병원을 선택하자. 성형외과는 다른 분야에 비해 광고를 많이 하는 편이다. 그러나 병원 광고를 그대로 믿고 판단하는 것은 현명하지 못하다. 진짜 실력이 있어서 환자가 많은 병원이라면 구태여 광고를 할 필요성을 느끼지 못할 것이다.

■ 성형수술은 성장이 완전히 끝난 후에 하자

미용을 위해 받는 수술이라고 해도, 성형수술은 분명 감염을 비롯한 각종 합병증의 위험성이 있는 외과수술이다. 따라서 수술 전에 담당 의사와 충분히 상담을 하고, 수술 전반에 대해 정확히 이해하고 있어야 한다.

수술 후 자신의 모습이 어떻게 바뀌는지 자세히 묻고, 수술의 잠재적 위험성과 후유증, 치료기간과 총비용 등을 미리 알아보자. 성형 부작용으로 후유증을 앓고 있는 사례가 종종 보고되고 있으므로, 수술의 부작용에 대해 제대로 알아보고 결정하는 것이 좋다. 특히 전신마취가 필요한 수술은 신중해야 한다.

어린이나 청소년이 골격을 변형시키는 성형수술을 하는 것은 위험하다. 따라서 성장기에 있는 아이들은 성장이 끝난 18세 이후로 미루는 것이 좋다. 간단한 쌍꺼풀 수술도 미용이 목적이라면 16세 이후에, 여성들의 유방 성형수술도 유선 발육이 끝나는 22세 이후에 받는 것이 좋다.

이외에도 혈액응고인자가 없어 출혈이 멈추지 않는 혈우병 환자, 혈당 조절이 되지 않는 당뇨병 환자는 성형수술을 피해야 한다. 이들의 경우 수술 부위가 잘 아물지 않거나 과도한 출혈로 합병증이 생길 수 있다. 심근경색증이나 빈혈 환자도 위험하다. 성형수술도 분명 메스를 사용하는 외과수술이라는 사실을 잊지 말고, 자신에게 안전한지 먼저 검토해야 한다.

또 평소 아스피린, 비타민 E, 진통제, 호르몬제, 관절염 치료제 등을 먹고 있다면, 약 복용을 중단하고 2주가 지난 후에 수술을 받는 것이 좋다. 수술을 받기 전에 의사에게 미리 자신의 평소 건강 상태와 복용 중인 약물이나 건강식품에 대해 자세히 설명을 하자.

다른 분야와 마찬가지로 성형수술도 첨단 시술법은 신중을 기할 필요가 있다. 시술법이 '최첨단'일수록 새로운 효과는 있겠지만, 반대로 그만큼 검증의 기회가 적었다고 볼 수 있다. 즉 부작용이나 후유증에 대해 충분히 검증받지 못한 시술법이라는 말이다. 해당 시술의 장단점이 제대로 알려진 수술법을 택하는 것이 보다 안전하다.

미용을 위해 성형을 할 때는 스스로 외모를 바꾸어야 하는 분명한 이유가 있어야 한다. 주관이 확고하지 않을 경우, 성형 후에 또 다른 불만을 갖기 쉽다. 재수술을 반복하면서, 자칫 돌이킬 수 없는 상황을 만들기도 한다.

치과 진료, 실력과 비용을 모두 알아보자

■ **병원 선택 시 – 치료 방법과 비용을 점검하자**

치과 치료는 다른 치료에 비해 실력과 비용에 차이가 많이 난다.

먼저 자신과 같은 치료를 받은 주변 사람이나 인맥을 동원해 좋은 치과를 수소문하자.

치과 치료의 경우 의사의 실력이 중요하므로, 거리가 멀어도 믿을 수 있는 병원을 찾는 것이 좋다. 비용이 많이 드는 치료라면 더욱 그럴 필요가 있다. 추천받은 병원에서 진단을 받고 비용을 알아본 후, 병원을 몇 곳 더 가 보고 결정하는 것이 좋다.

치과 병의원을 선택할 때는 먼저 경험이 많은 전문의가 있는 곳인지 확인해야 한다. 치과 의사마다 신경치료, 보철, 교정 등의 전문 분야가 있으므로 자신이 받을 치료에 전문적인 의사를 찾아야 한다. 잇몸 질환이 심한 경우는 치주 치료를 전문으로 하는 의사가 있는 곳이 좋고, 교정 치료 역시 교정만 전문으로 하는 의사에게 하는 것이 좋다.

치과 치료는 세밀한 작업이므로 초보 의사와 경력 의사의 실력에 차이가 많이 날 수 있다. 치아는 한번 잘못 치료하면 회복이 어려우므로 경력이 있는 의사에게 치료를 받는 것이 좋다. 실력 있고 꼼꼼한 경력 의사를 찾는 것이 최선의 선택이다. 졸업한 지 얼마 되지 않는 신참 의사나 병원을 자주 옮기는 치과에서 큰 치료를 받는 것은 모험일 수 있다.

치과 치료는 매우 다양하다. 예를 들어 충치 치료의 경우 아말감, 레진, 도자기, 금 등 메우는 재료가 각양각색이고, 치아를 뺀 경우에도 인공치아를 심는 방법, 틀니를 하는 방법 등 여러 가지가 있다. 다양한 치료 방법과 각 치료법의 장단점, 치료 과정과 비용에 대해 충분히 설명하고, 가급적 치아를 보존하는 방향으로 치료를 하는 병원을 선택하는 것이 좋다.

치과는 비보험 진료가 많기 때문에 비용도 충분히 고려해서 결정하

자. 특히 보험이 적용되지 않는 치료일 경우, 병원마다 비용이 다르므로 여러 병원을 비교해 보고 정하는 것이 좋다. 비용을 점검할 때는 해당 치료에 드는 비용은 물론이고, 병원에 다녀야 하는 기간에 소요되는 총 비용도 점검하자.

환자의 경제 형편을 감안해 다양한 선택을 할 수 있는 병원이 좋다. 보험이 적용되지 않는 진료를 위주로 하는 병원이나, 무조건 고가의 치료를 권하는 병원은 피하자. 환자에게 어디가 불편한지 제대로 묻지도 않고 전체 견적부터 말하거나, 스케일링부터 권하거나, 치아를 뺀 후에 무조건 임플란트(인공치아 이식)를 권하거나, 충치는 무조건 금으로 메우라는 등 치료법을 제한하는 병원은 피하는 것이 좋다.

다른 치과에 비해 비용이 높은 병원도 문제지만, 비용이 너무 낮은 곳도 신중해야 한다. 치과 진료는 치료 후에도 계속 관리가 되어야 하는 경우가 있다. 무조건 싸게 해 준 후 문제가 생기면 관리를 등한시하는 병원이라면, 환자에게 득보다 실이 클 수 있다. 따라서 당장의 비용도 중요하지만, 예후 관리에 대해서도 미리 꼼꼼히 점검하는 것이 좋다.

요즘은 상담이나 진료의 상당 부분을 의사가 아니라 직원이 담당하는 병원이 많다. 그러나 의사가 해야 할 일까지 직원이 해서는 곤란하다. 직원이 할 수 있는 것은 스케일링, 엑스레이, 치아를 깎고 나서 본뜨는 과정, 임시 치아를 만드는 과정 정도이다. 직원이 할 수 있는 이런 일도 의사가 제대로 되었는지 다시 확인을 해야 한다. 의사의 얼굴을 보기조차 힘든 병원이라면 신뢰하기 힘들 것이다.

양치질을 하는 방법이나 음식물을 씹는 방법은 치아관리에서 매우 중요한 생활습관이다. 가벼운 잇몸 질환은 칫솔질만 바르게 해도 낫는 경우가 있다. 따라서 치아에 직접적인 영향을 미치는 생활습관을 교정하는 데 시간을 할애하는 병원이라면 믿을 수 있을 것이다.

■ **치아를 가급적 보존하는 방향으로 치료하자**

치과 치료를 할 때는 자신의 증상에 대해 미리 의사에게 자세히 설명하자. 현재 앓고 있는 전반적인 질환에 대해서도 알려야 한다. 인체는 서로 유기적인 연관성을 갖고 있으므로 평소 앓고 있는 질환이나 약물에 대한 과민반응, 금속이나 플라스틱에 대한 과민반응 등 자신의 전반적인 건강 상태를 미리 알려야 한다. 이를 뽑을 때도 임산부, 당뇨병, 고혈압 환자, 마취제에 알레르기를 보이는 사람은 의사에게 자신의 건강 정보를 미리 말해야 한다.

또 의사에게 궁금한 것을 충분히 묻고 이해한 후에 치료를 하자. 검사 내용, 진단 결과, 치료법의 종류, 치료 과정, 치료로 인해 발생할 수 있는 부작용, 치료기간, 치료비용과 보험 적용 여부, 보철 시 수명, 치료가 잘못되면 사후 서비스 여부 등을 미리 자세히 물어 보자.

치료할 부위가 많을 때는, 한꺼번에 치료를 하는 것보다 하나씩 치료를 하는 것이 더 나은 서비스를 받는 방법이기도 하다. 치석 제거, 즉 스케일링은 잇몸 치료를 하면서 받으면 보험 적용이 되지만, 단순히 예방을 목적으로 하는 경우는 보험 혜택을 받을 수 없다.

치과 치료는 가급적 치아를 보존하면서 치료하는 것이 중요하다. 문제가 있는 치아는 무조건 뽑고 보철을 권하는 의사라면, 대부분 환자보다 수익에 더 관심이 많다고 볼 수 있다. 치아를 가능한 한 보존하면서 치료를 받고 싶다는 생각을 분명히 전하고, 그런 생각을 갖고 있는 의사를 찾는 것이 좋다.

교정 치료는 치과 진료 가운데서 난이도가 상당히 높은 편이다. 교정을 전문으로 하는 병원을 신중하게 선택하고, 의사와 미리 충분히 상담할 필요가 있다. 환자는 치료 후에 자신의 치아 배열 상태와 입 주위의 모습이 어떻게 변했으면 좋은지 의사에게 상세히 말해야 한다. 희망사항을 구체적으로 진료기록부에 명시해 두는 것도 환자에게 도움이 된다.

보철 치료는 크게 틀니를 하는 방법, 인공 치아를 심는 방법, 치아를 깎고 씌우는 방법(금니 등)으로 나눌 수 있다. 치료 방법을 결정할 때는 해당 치료법의 장단점, 수명, 비용 대비 효과 등에 대한 설명을 충분히 듣고 자신에게 가장 적합한 방법을 선택하자.

치아를 깎고 씌울 때 쓰는 재료도 여러 가지가 있다. 심미적으로 중요한 앞니의 경우는 치아 색과 유사한 세라믹 재료를 주로 쓴다. 씹는 기능이 중시되는 어금니의 경우는, 금의 함량이 다른 3종의 합금 재료가 주로 이용된다.

재료를 선택할 때는 심미성과 기능 중 어디에 더 가치를 두느냐에 따라 정하게 되는데, 아직까지 이 두 가지를 모두 만족시킬 수 있는 재료는 없다. 재료의 선택도 중요하지만, 그보다는 얼마나 정확한 진단과 세심한 치료를 하느냐가 더 중요하다.

알아 두면 좋은 치과의 전문 분야

- **보철과** : 치아가 몇 개 빠졌거나 전혀 없는 환자에게 의치(틀니)나 브리지(빠진 이의 양쪽 이를 갈아서 같이 덮어 씌워 주는 것) 등을 만들어 잘 씹을 수 있게 치료하는 분야다. 변색된 앞니를 새로 만들어 넣는 치료도 병행한다.

- **보존과** : 치아의 썩은 부위를 갈아 내고 다른 재료로 메워 주는 치료를 담당한다. 치아가 아프고 쑤실 때 아프지 않게 치료를 해 주는 분야로, 흔히 근관치료 혹은 신경치료라고 하며 치아 내부를 치료해 준다.

- **치주과** : 잇몸에서 피가 나거나, 자주 곪거나, 이가 흔들리는 환자의 잇몸을 치료하는 분야다. 잇몸이나 잇몸 뼈의 수술을 주로 담당한다.

- **교정과** : 치열이 흐트러져 보기에 좋지 않은 뻐드렁니, 주걱턱, 옥니 등 치아 배열의 이상을 보기 좋게 배열해 치료하는 분야다.

- **악안면 외과** : 못 쓰게 된 치아를 빼는 것부터 교통사고로 부러진 얼굴뼈나 외상을 치료하는 것까지, 주로 치과의 수술을 담당하는 분야다. 최근에는 악교정 수술이라고 해서 주걱턱, 비뚤어진 얼굴, 튀어나온 광대뼈 등의 성형수술도 담당한다.

한방 병원의 현명한 이용법

한방 병원은 그 특성상 진료과목의 구분이 명확하지 않다. 한의대 부속 대학병원에서는 한방 내과, 침구과, 재활의학과, 소아과, 부인과, 피부 이비인후과 등으로 나누고 있지만, 양방 병원처럼 전문적인 영역이 분명하게 구분되지는 않는다.

또한 한의대에서도 전문의를 배출하고 있지만, 양방처럼 전문과목을 위주로 진료를 하는 의료 환경은 아니다. 실제로 한의원 간판에 전문과목을 명기하지 않도록 규정을 두고 있다. 그러다 보니 의료 소비자가 한의원마다 어떤 전문성이 있는지 알기가 쉽지 않다. 현재로서는 해당 한

의원에 직접 물어보는 수밖에 없다.

한방 의료기관을 선택할 때는 병원 규모나 광고 등에 얽매이지 말고, 자신이 치료할 질병에 대해 전문성을 갖고 있는 곳인지 먼저 알아보아야 한다. 비보험 진료를 위주로 하고, 다른 한의원과 비교해 진료비용이 높은 곳이라면 피하는 것이 좋다.

병원의 명성보다는 담당 의사를 보고 병원을 정하는 것이 좋다. 실력이 있고 직업관이 투철한 의사를 찾기 위해서는 먼저 상담을 해본다. 담당 한의사가 경험이 많고, 치료 과정을 자세히 설명하고, 생활처방에 적극적이라면 믿을 수 있는 곳이다. 모든 질병을 다 치료할 수 있다는 말로 환자를 현혹하는 의사는 피하는 것이 좋다.

한방 병원도 진료의 기본적인 절차는 양방 병원과 크게 다르지 않다. 다만 검사나 구체적인 치료 방법에 차이가 있다. 환자는 기본적으로 검사나 치료가 어떻게 이루어지는지 제대로 알고 있어야 한다. 검사의 필요성, 치료 과정, 치료의 효과와 부작용 가능성, 진료비용 등을 구체적으로 물어 이해하도록 한다. 한방의 진료 과정과 치료 시 주의할 점에 대해 알아보자.

한방의 검사와 진단

한의학에서는 진단할 때 망(望), 문(聞), 문(問), 절(切)의 네 가지 진단법을 이용한다. 또한 질병의 증상을 음양(陰陽), 표리(表裏), 한열(寒熱), 허실(虛實)로 구분해 치료한다.

망진(望診)은 눈으로 관찰해 건강과 질병의 상태를 알아내는 것으로, 얼굴이나 몸의 색과 형태를 관찰하는 진단법이다. 문진(聞診)은 환자의 호흡 상태, 목소리, 가슴과 배의 소리 등으로 진단하는 방법이다.

문진(問診)은 환자에게 병적 상태를 물어보고 진단을 내리는 방법으로, 양방에서 하는 문진과 같은 개념이다. 절진(切診)은 촉진과 맥진으로 나누어지며, 촉진은 신체 각 부분을 만지거나 두드려서 그 반응으로 이상 유무를 진단하는 방법이다.

맥진은 한의학의 독특한 진단법으로 맥을 살펴 진단을 내리는 방법이다. 맥은 경락과 혈관, 심장박동에 의한 주기적인 움직임으로 맥동(脈動)의 강약, 빠르기, 크기, 규칙성 등을 28가지로 구분해 이상 유무를 판단한다.

질병의 증상을 판단하는 기준인 음양(陰陽) 표리(表裏) 한열(寒熱) 허실(虛實)을 가리켜 8강(綱)이라고 한다. 증상이 나타나는 부위에 따라 표리

(表裏)로 나누고, 질병의 성질에 따라 한열(寒熱)로 구분한다.

좋은 기(氣)인 정기(正氣)와 나쁜 기인 사기(邪氣)의 강약에 따라 허실(虛實)로 나누기도 한다. 허(虛)는 정기가 쇠약해진 것을 가리키며, 실(實)은 사기의 작용이 강한 것을 가리킨다. 음양(陰陽)은 8강의 조합으로 나타나는 전체 모습을 말하는데, 표(表)·실(實)·열(熱)은 양으로, 이(裏)·허(虛)·한(寒)은 음으로 간주해 진단하기도 한다.

한의사의 감관에 의해 주로 질병을 진단해 온 한방에서도 과학화가 추진되면서 진단의학이 발달하고 있다. 맥진기계를 이용한 진맥, 즉 심장의 상태를 알아보는 '맥파검사'나, 생체 전자기 현상을 이용해 피부 저항을 측정하고 관련 장부의 기능을 진단하는 '양도락 검사', 인체의 전기적 반응을 이용해 경락과 관련 장부의 기능을 진단하는 '경락기능 검사' 등을 실시하는 병원도 있다. 그러나 한방의 검사시스템은 아직까지 질병의 경과와 치료 후의 변화를 제대로 알 수 없는 한계가 있는 것이 사실이다.

한방 의료기관에서 검사를 할 때는 어떤 것을 알아보기 위한 검사인지, 꼭 해야 하는 검사인지, 비용은 어느 정도이며 건강보험이 적용되는 검사인지, 검사 과정에서 부작용의 위험성과 불편은 없는지 등을 미리 물어보고 임하도록 한다.

한방의 주요 치료법

■ 침구요법

한방의 대표적인 치료법인 침구요법은 비교적 효과가 빠르고 활용 범위가 넓고 경제적인 치료법이다. 우리 몸의 특정 경혈을 침으로 자극해 병을 다스리는 침 치료법에는 다양한 종류가 있다.

먼저 침의 종류에 따라 아홉 가지로 나뉘며, 9침(九鍼)이라고 한다. 이 가운데 가장 많이 쓰이는 것이 호침(毫鍼)이라고 하는 가는 침이다. 매우 가늘기 때문에 큰 자극이 없고, 오랫동안 침을 놓은 상태로 치료를 할 수도 있다.

침구요법은 시술 방법에 따라 구분되기도 하는데, 체침, 정경침, 오행침, 동씨침, 이침, 두침, 약침, 수족침, 봉침 등 그 종류가 다양하다. 각각의 침법은 다음과 같은 특징이 있다.

체침 : 해당 질병에 효과적인 경혈에 침을 놓는 침법이다. 아픈 부위에서 떨어진 경혈에 침을 놓는 원위취혈(遠位取穴)과 아픈 부위에서 가까운 경혈에 침을 놓는 근위취혈(近位取穴)이 있다. 한방에서 기본이 되는 침법으로 가장 많이 쓰인다.

정경침 : 바로 아픈 부위에 침을 놓아 정기를 보하거나 사기를 사하는 침법이다. 급성질환에 효과적이다.

오행침 : 사암도인에 의해 창안된 침법이다. 무릎과 팔꿈치 아래에 있는 오수혈(五輪穴)에 침을 놓아 오장육부의 불균형을 바로잡고 질병을 치료하는 치료법이다. 만성질환에 효과적이다.

동씨침 : 중국의 동경창 선생이 기본 경혈 외에 효과가 있는 혈자리 740여 개를 발견해 창안한 침법이다. 동통 질환에 효과적이다.

이침 : 귀에 침을 놓는 침법으로, 귀와 연결된 각 부위의 질병을 치료한다. 통증 완화, 내분비계 질환에 효과적이고 금연, 비만 치료에도 이용된다.

두침 : 머리에 침을 놓는 침법으로, 두피에 연결된 각 부위의 질병을 치료한다. 뇌혈관 질환이나 중추신경계 질환에 효과적이다.

약침 : 고도로 정제된 한약 액을 직접 경혈에 주사하는 침법이다. 침 치료의 경혈 자극 효과와 함께 약물 효과를 더한 치료법이다.

수족침 : 손과 발에 침을 놓는 침법으로, 전신의 특정 부위와 연결된 손과 발의 경혈을 자극해 치료한다. 민간에서 수족침으로 많이 활용하며, 한방 의료기관에서는 잘 이용하지 않는다.

봉침 : 벌침을 이용한 자연요법이다. 봉독, 즉 벌침의 독액을 체내에 주입해 면역기능을 강화하는 효과를 낸다. 단, 봉독에 알레르기 반응을 일으키는 사람도 있으므로 미리 알아볼 필요가 있다.

■ 한약요법

　한약요법은 자연에서 채취한 원형에 가까운 생약을 이용해 질병을 다스리는 한방의 주요 치료법 가운데 하나이다. 한방에서는 약리 작용과 연결된 약의 성질을 오기(五氣), 오미(五味), 오색(五色)으로 나누고, 증상에 따라 처방한다.

　약의 기(氣)는 열(熱), 온(溫), 평(平), 냉(冷), 한(寒)의 오기(五氣)로 나눈다. 이를테면 꿀이나 대추처럼 따뜻한 성질의 약은 얼음을 넣어 차게 먹어도 몸을 따뜻하게 한다. 몸이 찬 사람은 따뜻한 성질의 약을, 몸에 열이 많은 사람은 찬 성질의 약을 쓰게 된다.

　약의 맛(味)은 매운맛, 단맛, 신맛, 짠맛, 쓴맛의 오미(五味)로 나뉘며, 몸의 각 장부와 관련되어 있다. 매운맛은 폐장, 단맛은 비장, 신맛은 간장, 짠맛은 신장, 쓴맛은 심장에 작용한다. 따라서 간장의 기능이 약할 때는 신맛이 나는 약재를, 소화기능이 약할 때는 단맛이 나는 약재를 쓰게 된다.

　약의 색(色)은 청색, 적색, 황색, 백색, 흑색의 오색(五色)으로 나누며, 청색은 간장, 적색은 심장, 황색은 비장, 백색은 폐장, 흑색은 신장에 작용한다. 폐기능이 약할 때는 백색의 약재를, 신장기능이 약할 때는 흑색의 약재를 쓰게 된다. 약의 기, 미, 색은 약의 성질을 이해하는 한방의 기초 이론이다.

　일반적으로 한약재는 상·중·하 3품으로 나뉜다. 상약(上藥)은 독성이 없고 생명력을 강화하는 데 쓰는 약이다. 우리가 먹는 식품이나 보약으로 쓰는 약재가 주로 상약에 속한다. 중약(中藥)과 하약(下藥)은 독성이 있으므로 주의해서 사용해야 하며, 질병의 치료에 주로 사용된다.

■ 뜸요법

뜸은 경혈(經穴)을 열로 자극해 효과를 내는 치료법이다. 일종의 온열 자극법으로, 기혈순환을 촉진하고 양기를 강화한다. 특히 경락을 따뜻하게 해서 냉증과 같은 한랭성 질환에 효과적이다.

뜸의 재료는 다양하며, 일반적으로 가장 많이 쓰이는 것이 쑥이다. 쑥은 오래 묵고 곱게 정제한 것일수록 효과가 크다. 침 치료는 장기간 할 경우 기운을 떨어뜨리기도 하지만, 뜸 치료는 오래 해도 인체에 부담이 없다. 기운을 더해 주는 효과가 있어 허약성 질환에 효과적이다.

뜸 치료는 치료하는 데 시간이 많이 걸리고, 연기가 발생하는 등 시술의 불편함으로 인해 요즘은 한방 의료기관보다는 민간요법으로 많이 이용되는 추세다.

뜸 치료를 할 때 피부가 심하게 손상될 정도로 강한 열로 자극하는 것은 오히려 해롭다. 하루 이틀 만에 뜸을 놓은 부위가 원상태로 회복될 정도의 강도로 꾸준히 하는 것이 효과적이다. 단, 쑥뜸에 알레르기 반응을 보이는 사람은 피하도록 한다.

■ 체질요법

체질이란 사람마다 태어나면서부터 갖게 되는 본질적인 특징을 말한다. 타고난 고유의 기질로, 신체적 · 정신적 특징 등 여러 특징을 포괄하는 개념이다. 환자의 체질을 알면 그 체질이 지니는 일반적인 특성을 파악할 수 있어, 질병 치료의 중요한 정보로 활용할 수 있다.

체질 치료는 질병보다 사람에 대해 먼저 이해하려는 한방 치료의 특징 가운데 하나로, 질병의 진단과 치료에 이용되고 있다. 한의학에서 단편적으로 전해지던 체질 개념을, 조선시대 이제마 선생이 사상체질로 정립하면서 본격적으로 임상에 활용되기 시작했다. 최근에는 8체질, 16체질 등 다양한 체질의학이 소개되고 있고, 보다 세분화되는 추세다.

사람마다 타고난 장부의 특성을 파악해 질병 치료에 이용하는 체질요법은, 단지 병의 증상만 보는 것과 달리 치료의 효율성을 높일 수 있다. 그러나 체질진단이 쉽지 않다는 것이 문제다. 진단이 잘못될 경우 부작용을 낳을 수도 있다.

체질요법의 전문가라고 해도 환자의 전반적인 특성을 신중하게 점검하고, 환자가 지금까지 주로 어떤 질병을 앓았는지, 특정 약에 어떤 반응을 보이는지 등을 장기간 관찰한 후에야 비로소 제대로 된 체질진단이 가능하다. 따라서 환자의 단편적인 모습과 특성만 보고 쉽게 체질감별을 해내는 한의사라면 그 전문성을 의심해 볼 필요가 있다.

침 치료, 이것만은 주의하자

침구요법은 인체의 기가 소통하는 경혈을 침으로 자극해 기혈순환을 원활히 하고, 관련된 오장육부의 기능을 정상화하는 한방의 대표적인 치료법이다. 효과가 비교적 빠르고, 활용 범위가 넓어 한방에서 널리 쓰이고 있다. 침 치료에 사용하는 침의 종류나 시술법은 병원마다 조금씩 차이가 있다.

침 치료를 할 때는 먼저 치료 효과, 부작용, 치료기간과 비용 등을 한의사에게 자세히 묻고 제대로 이해한 후 치료를 시작하는 것이 좋다.

또한 해당 의료기관에서 1회용 침을 사용하는지도 확인할 필요가 있다. 간염, 에이즈 등의 감염성 질환으로 인해 대부분의 한의원에서는 1회용 침을 사용하고 있지만, 직접 점검해 보는 것이 좋다. 침은 대개 비닐에 10개씩 따로 포장되어 나오므로 조금만 관심을 가지고 보면 쉽게 확인할 수 있다.

한방 치료 가운데 가장 효과가 빠른 침구법은 대개 치료를 시작하고 3~7일 이내에 증상이 호전되는 것이 일반적이다. 일부 예외적인 경우가 있지만, 10회 이상 침을 맞았는데도 호전되는 느낌이 없다면 진단에 문제가 있을 가능성이 크다. 환자가 증상이 나아지고 있는 것을 느끼지 못하는데, 무작정 장기간의 침 치료를 강요하는 곳이라면, 다른 병원에서 다시 진단을 받아 보는 것이 현명하다.

사람에 따라 침 치료 후에 명현현상이 나타나기도 한다. 명현현상은 병세가 호전되는 과정에서 나타나는 이상 증상으로, 막혀 있던 기혈이 움직이면서 말초신경계를 자극해 통증 등을 일으키기도 한다. 그러나 명현현상은 1~2일 정도 짧게 나타났다가 이후 증상이 **빠르게** 회복되는 것이 일반적이다. 반면 침을 맞은 후 계속 아프거나 이상 반응이 나타난다면 부작용일 가능성이 크다.

침 치료는 인체의 기운을 떨어뜨리기도 하므로 장기간 매일 맞는 것은 좋지 않다. 특히 노약자가 무리하게 장기간 침 치료를 하는 것은 인체에 부담을 줄 수 있다. 과로로 인해 피곤할 때도 침 치료를 피하는 것이 좋다.

한약 복용 시 꼭 알아두어야 할 6가지 상식

1. 정확한 진단 없는 임의 복용은 위험하다

한약은 아무리 좋은 약이라도 자신의 체질과 증상에 맞지 않을 경우 독이 될 수 있다. 이를테면 인삼은 명약이지만 열이 많은 사람이 먹으면 가슴이 답답해진다. 녹용 역시 간기능이 약한 사람이 먹으면 기운이 더 가라앉기도 한다.

한약은 획일적인 효능을 내는 것이 아니라 사람에 따라 다른 효과를 낸다. 자신의 체질과 증상에 맞아야 제대로 된 약효를 내는 것이다. 따라서 누가 어떤 약을 먹고 좋아졌다고 해서 무조건 따라 먹어서는 안된다. 귀하고 비싼 약이 좋은 약이 아니라, 자신에게 맞는 약이 좋은 약이다. 정확한 진단을 받고 자신에게 맞는 약을 이용하자.

또 한약재에 대해 어느 정도 상식이 있더라도, 임의로 여러 가지 약재를 섞어 먹는 것은 위험하다. 약재가 상호 작용해 부작용을 일으킬 수 있다. 인삼, 오가피, 녹용 등 선물로 들어온 보약도, 자신에게 맞는지 여부를 전문가를 통해 확인한 후에 이용하는 것이 안전하다.

2. 약의 효능과 부작용을 미리 파악하자

한방 병원에서 약을 처방받을 때는 약의 효능과 부작용 가능성, 복용 기간, 복용 방법과 주의할 점, 약재 비용을 구체적으로 묻고 제대로 이해한 후에 이용해야 한다.

한약은 양약에 비해 부작용이 적지만, 부작용이 전혀 없는 것은 아니다. 세상에 부작용이 없는 약은 없다. 약재로 쓰일 정도의 약성이 있다면 그만큼 부작용의 위험 부담도 있다. 한약 역시 예외가 될 수 없다. 따라서 한약을 처방받을 때도 미리 한의사에게 부작용에 대해 물어보자.

한약을 복용한 후 몸에 이상 증상이 있다면, 복용을 중단하고 약을 처방한 의사에게 상담을 하는 것이 좋다. 이를테면 속이 불편하거나, 대

소변에 이상이 있거나, 담이 결리거나, 피부 트러블이 있거나, 몸이 무거울 때는 자신에게 맞지 않는 약일 수도 있다. 한의사에게 처방전을 요구해 무엇이 문제였는지 알아볼 수도 있다.

병이 호전되는 과정에서 나타나는 명현현상으로 설사 등의 증상이 나타나기도 한다. 그러나 명현현상은 어디까지나 일시적으로 나타났다 사라지고 병세가 호전되기 때문에, 약으로 인한 부작용을 명현현상으로 오해해서는 안 될 것이다.

한의사도 사람이라 오진을 할 수 있으므로 부작용 여부를 잘 감지하고, 문제가 생기면 환자의 알 권리를 당당히 주장해야 한다. 한약은 안전하다는 말만 믿고 무턱대고 먹을 것이 아니라, 복용 전후의 몸 상태와 변화를 세심하게 점검하는 자세가 필요하다.

3. 한꺼번에 많이 짓지 말자

대부분의 한방 의료기관에서는 한약을 처방할 때 한 제(한 제는 20첩)씩 처방하는 것을 기본으로 한다. 그러나 가장 이상적인 방법은 우선 반 제 정도를 지어 복용한 후 다시 진맥을 하고 몸의 변화를 살핀 후 계속 복용할지 여부를 결정하거나 다른 약재를 쓰는 것이다.

하나의 질병에도 각 단계에 따라 본질적인 패턴에 변화가 생기므로, 단계마다 각기 다른 처방을 해야 한다는 것이 한의학의 기본 이론이다. 따라서 어떤 약이든 장기간 먹는 것은 인체에 부담을 준다는 사실을 기억하고, 한 제 이상을 한꺼번에 짓는 일은 피하자.

한약을 한 제 이하로 처방받는데, 의료기관에 달여 달라고 말하기가 어려운 상황이라면 환자가 집에서 직접 달이면 된다. 한약재를 흐르는 물에 잘 씻어 불순물을 제거하고, 깨끗한 생수를 이용해 전통 옹기에서 서서히 달이는 것이 좋다.

한약은 양약에 비해 효과가 늦게 나타나지만, 환자가 약을 먹는 기간에 증상이 호전되는 것을 알 수 있다. 일부 예외적인 경우가 있지만, 대체로 한약을 먹기 시작하고 10일 전후해서 병세가 나아지는 것을 느낄 수 있다. 약을 먹을 때 느끼지 못한 약효가 나중에 나타나지는 않는다.

오랫동안 한약을 복용해도 전혀 차도가 없다면, 잘못 처방된 약일 가능성이 크다. 병세가 호전되지 않는데도, 한약은 효과가 늦게 나타난다는 말만 믿고 무턱대고 약을 장기간 복용하는 것은 오히려 약으로 인한 부작용을 낳을 수 있다.

4. 안전하게 생산된 약재인지 알아보자

한약은 우수하고 안전한 약재를 쓰는 것도 중요하다. 농약이나 중금속에 오염된 한약재는 심각한 문제를 유발하므로, 안전성과 유효성을 갖춘 약재인지 확인할 필요가 있다. 먼저 자신이 이용하는 한방 의료기관에서 식품의약품안전청의 품질 관리를 받은 규격 한약재를 쓰는지 확인하자.

한약 규격품은 규격 포장이 되어 있고, 생산자 또는 수입자, 주소, 전화번호, 품질검사기관, 검사 연월일, 검사기관에서 발급하는 검사필증 등이 표시되어 있다. 국산 한약재의 경우에는 생산자 증명서를, 수입 한약재의 경우에는 품질검사기관에서 발급하는 시험성적서를 점검해야 한다. 이와 같은 증명서를 확인해 볼 수 있는지 해당 의료기관에 물어보는 것도 좋다.

5. 보약도 오남용 하면 해롭다

한의학에서는 질병을 일으키는 상황을 우리 몸의 정기와 사기의 대립으로 본다. 정기(正氣)는 질병에 대한 저항 능력과 면역기능에 해당되는 인체의 좋은 기이며, 사기(邪氣)는 병을 일으키는 원인이 되는 나쁜 기이다.

일반적으로 보약은 인체의 정기를 보존하고 강화하는 역할을 한다. 그러나 병이 한창 진행되어 사기가 강할 때 보약을 먹으면 사기를 더욱 강하게 만들어 병세를 악화시키는 경우가 있다. 따라서 질병이 진행 중일 때는 보약을 피하는 것이 원칙이다. 먼저 병을 치료한 후에 보약을 먹도록 한다.

소화기능이 약할 때도 보약을 피하는 것이 좋다. 아무리 좋은 약이라도 제대로 소화 흡수가 되지 않는다면 효과를 기대할 수 없다. 소화기능을 먼저 정상화한 후 보약을 먹어야 약효를 제대로 볼 수 있다.

과로로 인한 만성 피로에는 보약보다 쉬는 것이 더 바람직하다. 피로는 대개 간의 해독 작용을 통해 풀린다. 그런데 약을 복용하게 되면 약을 대사하느라 간이 더 일을 하게 되므로 오히려 부담을 줄 수 있다. 그러나 만성 피로도 그 원인이 다양하므로 한방 의료기관에서 정확한 진단을 받고, 이상이 있다면 적합한 치료약을 써야 한다.

보약도 약이므로 오남용을 할 경우 부작용을 낳을 수 있다는 사실을 잊지 말자. 건강하다면 구태여 보약을 먹을 필요가 없다. 보약을 장기간 지나치게 먹으면, 몸의 어느 한 부분만 계속 보강되어 정상적인 생리 균형이 깨지므로 오히려 해가 될 수도 있다.

6. 정확한 복용법과 금기 식품을 알아보자

한약을 이용할 때는 정확한 복용 방법과 복용 시 주의사항에 대해 알고 있어야 한다. 따라서 약을 처방받을 때는 복용시간, 복용량, 다른 약물과의 상호관계, 약 복용 시 피해야 할 음식 등에 대해 정확한 복약 지도를 받도록 하자.

일반적으로 한약 복용 시 주의할 점 가운데 하나가 금기 식품이다. 보통 한약을 먹을 때는 돼지고기, 밀가루, 닭고기, 지방질이 많은 육류, 생선회, 녹두, 술 등을 함께 먹지 않는 것이 좋다.

돼지고기, 밀가루 등 찬 성질의 음식은 소화기능을 떨어뜨려 약의 흡수를 저하시킨다. 반대로 더운 성질의 닭고기나 지방질이 많은 육류는 몸 안에서 열을 조장하므로 약의 흡수를 방해할 수 있다. 지방질을 제거한 살코기는 문제가 되지 않는다.

해독기능이 강한 녹두도 약효를 중화시키므로 피하는 것이 좋다. 술 또한 생체리듬을 깨고 비정상적인 열을 만들어 약의 흡수를 떨어뜨리므로 피하도록 한다. 이들 금기 식품은 '절대로 먹으면 안 된다'는 것이 아니라, 약효를 극대화시키기 위해서 '피하는 것이 낫다'는 정도로 이해하면 된다.

금기 식품이 한약마다 똑같지는 않다. 약재에 따라, 또는 체질과 병증에 따라 다르다. 예를 들어 감초는 배추·김·파래·돼지고기 등을 피하고, 계피는 파를, 구기자는 요구르트나 졸인 우유를, 녹용과 녹각 등의 뿔을 이용한 약재는 소금을, 하수오와 숙지황은 무를 피하는 등 약재마다 상극관계에 따라 금기 식품이 다르므로 복약 지도를 받은 후 바르게 이용하자.

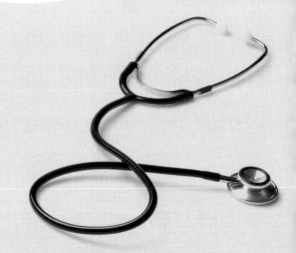

PART 3

의료비를 줄이는
실속 전략

의료비를 줄이는 실속 전략

양방 의사로 일하다가 다시 한의대에 입학하면서, 나는 학비를 마련하기 위해 방학 때마다 제주의료원으로 내려가 아르바이트 의사로 일을 했다. 그곳은 형편이 어려운 서민들이 많이 이용하는 지방공사 의료원으로, 진료비를 걱정하는 환자들을 만날 때면 늘 마음이 무거웠다.

요즘은 생계가 빠듯한 이들이 아니어도, 대부분의 의료 소비자들이 의료비에 대해 부담을 느끼고 있다. 지속적인 관리를 요하는 만성병이 늘고, 온갖 난치병이 속출하면서 병원 이용이 늘고 있기 때문이다. 각종 성인병에 대한 검사비용, 만성병에 드는 약값, 갑작스런 사고로 인한 진료비, 꼬박꼬박 내야 하는 보험료 등으로 집집마다 의료비 부담이 커지고 있다.

그러나 모든 소비가 그렇듯이, 의료 소비 역시 가계 부담을 줄일 수 있는 방법이 있다. 의료 소비자가 좀 더 현명하고 부지런하다면 얼마든지 비용을 줄일 수 있다. 의료의 전 분야에서 비용을 줄일 수 있는 구체적인 방법을 알아보자.

보건소의 무료 의료 서비스를 이용하자

실속파 의료 소비자가 가장 먼저 알아야 할 것은 지역 보건소의 의료 서비스다. 지역민의 건강 증진을 위해 설치된 보건소는 나라의 세금을 국민들에게 환급해 주는 기능을 하는 공공 의료기관이다. 요즘은 다양한 의료 서비스를 무료 혹은 저렴한 비용으로 제공하고 있다.

일반적으로 보건소에서는 기본적인 1차 진료를 하고, 다양한 의료 서비스를 제공한다. 진료비용은 1만 2000원을 초과하지 않는 경우에는 대략 500~1300원 정도이고, 1만 2000원을 초과하는 경우에는 보험 적용이 되는 총 진료비의 30%를 환자가 부담한다. 보건소에서 제공하는 다양한 혜택은 다음과 같다.

■ 유아 예방접종

영유아에게 필요한 법정 기본 예방접종이 대부분 무료다. 이것만으로도 30만원 이상의 의료비 지출을 줄일 수 있다. 0세부터 6세의 아이들은 6개월~1년 단위로 기초건강검진을 무료로 실시한다. 선천성 대사이상 검사(기본 6종)도 무료다.

■ 임산부 산전 관리

임신 진단 및 기본검사, 초음파 검사(10~30주 사이), 태아 기형아 검사(트리플 마커)를 거의 무료로 실시한다. 임신 16주부터는 철분제도 무료로 제공한다.

■ 성인 예방접종

성인 대상 예방접종도 저렴하다. 독감 예방접종은 일반 의원의 1/3 이하, B형 간염 예방접종은 일반 의원의 1/7 이하로 저렴하게 실시한다.

■ 성인병 검사

성인병 검사, 에이즈·임질·매독을 비롯한 성병 검진, 장애자 검진을 무료로 실시한다. 이외에도 결핵 검사와 치료를 무료 혹은 저렴하게 실시한다.

■ **성인병 진료**

고혈압, 당뇨병, 퇴행성관절염 등 만성병을 진료할 때, 진료 및 처방전 교부 비용이 500원 정도다.

■ **노인 진료**

65세 이상 노인은 무료 또는 저렴한 비용으로 진료한다. 또 물리치료 등을 저렴하게 실시한다.

■ **치과 한방 진료**

지역에 따라 운영하는 한방이나 치과 진료도 일반 의원보다 저렴하다. 침구 치료의 경우 1100원 정도의 비용이 든다. 또 초등학생을 대상으로 실란트(치아 홈 메우기), 불소 도포 등을 무료 혹은 저렴하게 실시한다.

보건소를 이용하기 위해서는 우선 자신이 거주하는 지역의 보건소에 대해 알고 있어야 한다. 지역 보건소에 대해서는 해당 구청에 전화 문의를 하거나, 보건소 대표 홈페이지(http://chc.mohw.go.kr)에서 지역 보건소를 검색하면 자세히 알 수 있다.

지역마다 진료 내용과 비용이 조금씩 다르기 때문에 미리 해당 보건소의 진료 내역을 알아보고 이용하는 것이 좋다. 의료비를 줄이기 위해 보건소의 무료 서비스를 적극 활용하자.

일반 질환은 의원에서 해결하자

큰 병원일수록 진료비용이 많이 나오므로 가급적이면 의원을 이용하는 것이 진료비를 줄이는 하나의 요령이다. 의료기관의 진료비용은 상급 의료기관일수록 단계적으로 높아진다. 그 이유는 규모가 큰 병원일수록 보다 전문적인 진료를 하므로, 각종 처치 및 검사 단가(가산율), 환자가 부담하는 비용(본인부담금)이 높기 때문이다.

진료비는 보험이 적용되는 진료비(본인 부담 + 건강보험공단 부담)와 보험이 적용되지 않는 비급여 진료비(전액 본인 부담)로 이루어져 있다. 보험이 적용되는 진료비는 건강보험공단의 부담금과 본인부담금으로 구성된다.

환자가 병원에 납부해야 하는 진료비는 보험 적용 진료비 가운데 본인부담금과 비급여 진료비이다. 따라서 본인부담금과 진료비용 가산율이 낮은 의료기관을 이용하는 것이 의료비를 줄이는 요령이다.

진료비용 가산율은 의료기관의 종류에 따라 다른데, 보건소는 0%, 의원은 15%, 병원은 20%, 종합병원은 25%, 대학병원(종합전문요양기관)은 30% 순으로 증가한다.

본인부담금도 의료기관의 종류와 외래 · 입원 진료 여부에 따라 달라진다. 외래 진료의 경우, 의원의 본인부담금은 보험 적용 총 진료비의

30%, 병원은 40%, 종합병원은 50%를 환자가 부담한다. 대학병원은 진찰료 총액 +(보험 적용 총 진료비 – 진찰료 총액)의 50%를 환자가 부담한다. 대형 병원보다 의원을 이용할 때, 도시 지역보다 농어촌 지역의 의료기관을 이용할 때, 본인부담금이 적게 나온다.

입원 진료의 경우는 보험이 적용되는 총 진료비의 20%를 환자가 부담한다. 병원에서 처방받은 약을 약국에서 구입할 때는 보험이 적용되는 총 약제비의 30%를 본인이 부담한다.

보험 적용 본인부담금은 연령에 따라 다소 차이가 있다. 65세 이상의 노인은 의원 이용 시 진료비가 1만 5000원 미만인 경우 1500원만 내면 되고, 1만 5000원을 초과한 경우는 보험 적용 총 진료비의 30%를 부담한다. 약국을 이용할 때도 1만원 미만인 경우는 1200원만 내면 되고, 1만원을 초과한 경우는 보험 적용 총 약제비의 30%를 부담한다. 6세 미만의 어린이는 성인 본인부담액의 70% 정도를 의원과 약국에서 부담한다.

진료비로 부과되는 본인부담금과 진료비용 가산율이 상급 의료기관으로 갈수록 높다는 점을 감안하면, 일반 질환은 의원에서 치료하는 것이 경제적이다. 감기처럼 가벼운 병으로 큰 병원을 찾는 것은 시간 낭비이자 돈 낭비다. 사람들로 복잡한 병원에서 장시간 기다리다가 지쳐서 오히려 병을 더 키울 수 있다. 큰 병원에서는 의사와 제대로 상담하기도 힘들다. 따라서 가벼운 병으로 큰 병원을 가는 것은 여러모로 손해다. 믿을 만한 의원이나 작은 병원에서 적은 비용으로 좀 더 인간적인 보살핌을 받는 것이 현명하다.

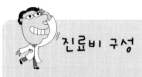

진료비 구성

| 진료비 구성 | → | 보험급여 진료비(본인 부담 +건강보험공단 부담) | + | 비급여 진료비(전액 본인 부담) |

- 납부 진료비 = 보험급여 진료비 중 본인 부담 + 비급여 진료비
- 보험급여 중 본인 부담 진료비는 의료기관의 종류, 입원·외래에 따라 달라진다.
- 비급여 진료비는 동일 항목에 대해서도 병원마다 다르다.

■ 의료기관 종류별 본인부담금과 진료비용 가산율

기관종별	소재지	본인부담금(외래 이용)	진료비용 가산율
보건소	모든 지역	요양급여비용 총액이 1만 2000원 미만 시 약 500~1300원, 1만 2000원 초과 시 요양급여비용 총액×30/100	0%
의원 (치과의원, 한의원, 보건의료원)	모든 지역	요양급여비용 총액×30/100 (단 65세 이상은 요양급여비용 총액이 1만 5000원 미만 시 1500원)	15%
병원 (치과병원, 한방병원, 요양병원)	동 지역	요양급여비용 총액×40/100	20%
	읍·면 지역	요양급여비용 총액×35/100	
종합병원	동 지역	요양급여비용 총액×50/100	25%
	읍·면 지역	요양급여비용 총액×45/100	
종합전문요양기관 (대학병원)	모든 지역	진찰료 총액+(요양급여비용 총액−진찰료 총액)×50/100	30%

■ 가산율이란?

의료기관은 종류별로 시설, 인력, 장비, 서비스 수준 등에 차이가 있다. 이에 따라 처치, 검사, 치료 등의 비용에 의료기관 종류별로 일정률을 더하는 것을 말한다.

믿음이 가는 좋은 의사를 적극적으로 찾아, 해당 의원을 단골 병원으로 정해 놓고 이용하는 것도, 비용을 줄이고 진료의 효율성을 높일 수 있는 하나의 방법이다. 단골 의사를 정해 서로 안면을 익히게 되면, 과잉 진료 같은 불필요한 치료가 줄어들 것이다. 의료 상업주의가 팽배한 오늘날 불필요한 의료행위로 인한 경제적 손실도 줄일 수 있게 된다. 또 환자의 상태와 생활을 의사가 비교적 잘 알기 때문에 보다 효율적인 진료가 가능하고, 생활 상담이나 전화 상담도 하기 쉬워진다.

보험이 적용되는 진료인지 먼저 확인하자

보험이 적용되지 않는 비급여 진료는 환자가 전액 비용을 부담해야 한다. 가능하면 보험이 적용되는 진료를 받는 것이 경제적이므로, 진료를 받기 전에 미리 담당 의사에게 보험 적용 여부를 물어보자.

비보험 진료는 주로 최신 의료기술과 희귀 의약품, 일반적이지 않은 진료 등이 해당된다. 일상생활에 지장이 없는 진료, 성형수술처럼 인체 필수 기능의 개선이 목적이 아닌 진료, 질병 진료가 직접 목적이 아닌 예방 진료 등이 비보험 진료에 속한다.

특히 알아 두어야 할 비보험 진료 몇 가지를 살펴보자. 우선 대학병원의 선택진료는 보험이 적용되지 않는다. 특정 의사를 정해 선택진료를 받을 경우에는 진료 행위에 추가되는 비용을 전액 환자가 부담해야 한다. 병원에 입원할 때 일반병실(보통 6인실 이상) 이상의 상급병실을 사용하는 경우에도 추가되는 비용을 전액 환자가 부담해야 한다.

또 자연분만을 하는 산모가 분만 전 통증 조절을 목적으로 이용하는 무통주사(경막외 마취)는 보험이 적용되지만, 제왕절개 분만 시 이용하는 무통주사는 환자가 부담해야 한다. 만성 질환자가 장기간 외국 여행 중에 받은 진료도 보험이 적용되지 않는다. 단, 출국 전 처방을 받아 조제한 1~2개월의 약제비는 보험 적용이 된다.

병원에서 퇴원을 권유받은 환자가 응하지 않으면 보험 적용이 되지 않는 일반 환자로 전환될 수 있다. 입원 중인 환자의 상태가 개선되어 퇴원 후 통원 치료가 가능하다고 객관적으로 판단될 경우, 담당 의사는 환자에게 퇴원을 통보할 수 있다. 이때 환자가 퇴원에 불응할 경우, 건강보험공단의 사실 확인 후 보험 적용에서 제외될 수 있다. 단, 건강보험공단의 확인 없이 의료기관에서 임의로 보험 적용을 제외할 수는 없다.

해당 진료의 보험 적용 여부를 자세히 알고 싶으면, 건강보험심사평가원(www.hira.or.kr, 1644-7114)이나 국민건강보험공단(www.nhic.or.kr, 1577-1000)으로 문의하면 된다.

건강보험이 적용되지 않는 비급여 진료

비급여란 진료를 받을 때 건강보험이 적용되지 않는 검사나 시술 및 약품 등을 의미한다. 비급여는 본인이 전액 부담한다.

■ 업무 또는 일상생활에 지장이 없는 경우
- 단순한 피로 또는 권태
- 주근깨, 다모, 무모, 백모증, 딸기코(주사비), 점(모반), 사마귀, 여드름, 노화현상으로 인한 탈모 등의 피부질환 등
- 발기부전이나 불감증 또는 생식기 선천성 기형 등의 비뇨생식기 질환, 단순 코골음, 질병을 동반하지 않는 포경수술 등

■ 신체의 필수 기능 개선 목적이 아닌 경우
- 쌍꺼풀 수술(이중검수술), 코성형 수술(융비술), 유방 확대 및 축소술, 지방흡입술, 주름살 제거술 등 미용 목적의 성형수술과 그로 인한 후유증 치료
- 안경, 콘택트렌즈 등을 대체하기 위한 시력교정술 등
- 저작 또는 발음기능 개선의 목적이 아닌 외모 개선 목적의 악안면 교정술 및 교정치료

■ 예방 진료로서 질병 · 부상의 진료를 직접 목적으로 하지 않는 경우
- 단순한 피로 또는 권태
- 본인의 희망에 의한 건강검진(건강보험공단에서 실시하는 건강검진 제외), 예방접종(파상풍 혈청주사 등 치료 목적으로 사용하는 예방주사 제외), 치아 교정 및 보철을 위한 치석 제거 등
- 멀미 예방, 금연 등을 위한 진료
- 유전성 질환 등 태아의 이상 유무를 진단하기 위한 세포 유전학적 검사

■ 보험급여 시책상 보험 적용이 어려운 경우
- 상급 병상 입원료
- 선택진료에 따른 추가 비용
- 치과의 보철(보철 재료 및 기공료 등 포함)

- 장애인에게 보험급여를 실시하는 보장구를 제외한 보조기, 보청기, 안경 또는 콘택트렌즈 등의 보장구 등
- 보조생식술(체내·체외 인공수정 포함)에 소요되는 비용
- 친자 확인을 위한 진단

■ **건강보험제도의 여건상 보험 적용이 어려운 경우**
- 운동요법, 전자요법 및 온냉요법 등의 한방 물리요법
- 한약 첩약 및 기성 한의서의 처방 등을 근거로 한 한방 생약제제
- 추나요법 등

비보험 진료는 병원마다 비용을 점검하자

보험이 적용되는 진료에 대해서는 정부가 그 가격을 고시해 전국적으로 같은 가격의 진료비를 부담한다. 그러나 보험이 적용되지 않는 비급여 진료는 전액 환자가 내야 할 뿐 아니라, 병원마다 진료비에 차이가 난다. 진료비가 정해져 있지 않아 얼마를 받든지 불법이 아니므로 의료기관이 마음대로 정하고 있다.

예를 들면 산부인과에서 주로 하는 초음파 검사의 경우, 병원에 따라 적게는 2만원대에서 많게는 7만~9만원대에 이르는 등 크게 차이가 난다. 따라서 비보험 진료일 경우 먼저 병원에 진료비용을 알아보는 것이 현명하다. 특히 비보험 진료가 많은 치과, 성형외과, 한방·병원을 이용할 때는 다른 병원과 비용을 비교해 보고 결정하는 것이 좋다.

어느 과에서 치료를 받든 병원에서 진료를 받을 때는 미리 비용에 대해 정확히 점검하는 자세가 필요하다. 해당 치료법에 대한 내용을 자세히 물어본 후 진료비용과 치료기간, 총 치료기간에 소요되는 비용을 구체적으로 물어보자. 비용을 물을 때 솔직하게 답해 주지 않고 주저하는 곳이라면 다른 병원을 이용하는 것이 좋다.

진료비용이 싸다고 무조건 좋은 것은 아니지만, 같은 치료에 대해 더 많은 비용을 청구하는 병원은 피해야 한다.

 건강보험 적용 제한 대상

발병 사유 등을 확인해 건강보험 적용이 제한되는 경우는 다음과 같다.

- 고의(음독, 투신 등) 또는 중대한 과실로 인한 범죄행위(음주운전, 방화 등)로 사고를 발생시킨 경우
- 건강보험공단이나 병원의 요양에 관한 지시에 따르지 않은 경우
- 문서, 기타 물건의 제출을 거부하거나 질문 등을 기피하는 경우
- 업무상 등 재해로 인해 다른 법령에 의해 진료비나 보상금을 받는 경우
- 다른 법령에 의해 국가 또는 지방자치단체로부터 진료비에 상당하는 보상을 받는 경우
- 보험료를 3개월 이상 체납한 상태에서 진료를 받은 경우(단, 건강보험공단이 통지한 날부터 2개월 이내로 체납된 보험료를 완납한 경우에는 보험 적용)

급하지 않으면 야간·휴일 진료나 응급실은 피하자

야간이나 휴일 진료, 응급실 진료는 비용이 더 들기 때문에 신중하게 이용할 필요가 있다. 주간이나 평일에 비해 야간(평일 18시(토요일은 13시)~다음날 오전 9시)이나 공휴일에 병원을 이용하면 진찰료의 약 30% 정도가 추가된다. 야간 가산율은 의료기관뿐 아니라 약국에도 적용된다.

또 응급실을 이용할 경우에도 진료비용이 추가된다. 응급 증상에 의한 응급처치 시에는 평상시 진료비보다 50% 정도의 응급 가산율을 더 내야 한다. 그리고 응급 증상이 아닌 상태로 응급실을 이용할 경우에는 약 1만 6,000~3만 3,000원 정도의 응급의료관리료를 환자가 전액 부담해야 한다.

응급의료관리비는 비(非)응급 환자로 인한 응급실 혼잡을 줄이기 위한 제도이다. 1단계 의료기관을 거쳐 진료의뢰서를 받지 않고 대학병원 응급실을 바로 이용한 비(非)응급 환자의 경우, 응급의료관리료 외에 진료비에 대해서도 보험 적용이 되지 않아 환자가 전액을 부담해야 한다.

평일 주간에 외래를 통해 진료받을 수 있는 질병을, 무심코 야간에 이용하거나 응급실을 이용하게 되면 비용 부담이 상당히 커진다는 사실을 알아 두자.

고액, 중증 질환은 특별 지원을 받자

중증 질환으로 진료비 부담이 큰 경우에는, 국민건강보험에서 고액 본인부담금 지원 혜택을 받을 수 있다.

대상이 되는 질환은 암과 중증 심장질환 및 뇌혈관 질환이다. 암환자의 경우 의사로부터 암이라는 확진을 받은 후 '건강보험 중증 진료 등록 신청서'를 작성해 건강보험공단에 제출하면, 확진일로부터 5년 동안 집중 지원을 받을 수 있다. 암환자로 등록을 하지 않은 경우에는 보험이 적용되는 진료 가운데 환자의 본인부담액이 20%지만, 등록을 하면 10%로 줄어든다.

중증 심장질환과 뇌 질환도 입원 진료를 하는 경우, 최대 30일간 집중 지원을 하고 있다. 이때도 보험 적용이 되는 진료 가운데 환자의 본인부담금 10%만 내면 된다.

중증 질환이 아니라도 병원을 이용하면서 의료비를 많이 쓴 경우에는 지원 혜택을 받을 수 있다. 6개월간 진료를 하고 납부한 보험 적용 본인부담액이 200만원을 초과하는 경우에, 초과액은 건강보험공단에서 부담하는 본인부담액 상한제를 이용할 수 있다. 의료기관에 진료비를 낼 때 미리 면제를 받거나, 사후에 환급을 받을 수 있다. 단, 보험이 적용되지 않는 비급여 진료는 상한제의 대상에서 제외된다.

본인부담액 상한제를 이용하는 구체적인 방법은, 6개월간 동일 병원에서 청구된 진료비 가운데 본인부담액이 200만원을 넘는 경우, 병원의 진료비 수납 단계에서 해당 초과금액을 면제받을 수 있다.

여러 의료기관을 이용한 경우에는 나중에 돌려받을 수 있다. 6개월 동안 여러 의료기관에서 청구된 진료비 가운데 본인부담액이 200만원을 넘는 경우, 건강보험공단에서 본인부담보상금 지급청구 안내문을 발송한다. 이 안내문을 받은 후 해당 지사로 가서 신청을 하면 초과금액을 돌려받을 수 있다.

입원 시에는 병실료를 점검하자

입원 치료를 할 때 일반병실(보통 6인실 이상)은 보험이 적용되어 병실료의 20%를 환자가 부담한다. 그러나 상급병실료는 보험이 적용되지 않아 추가되는 비용은 전액 환자가 부담하므로 미리 알아보도록 하자.

보험이 적용되지 않는 상급병실료는 병원마다 차이가 있다. 실제 대학병원의 경우 일반병실의 하루 병실료는 1만원 정도지만, 1인실은 10만~50만원에 이른다. 서울 지역의 대학병원은 대개 30만~50만원대에 이르고 있다. 진료비보다 병실료를 더 많이 내야 하는 웃지 못할 상황이 벌어지기도 하는 것이다.

환자가 입원을 하면서 상급병실 사용에 동의하지 않았는데 상급병실료가 나왔다거나, 격리 치료를 해야 하는 환자에게 상급병실료가 나왔다면, 민원을 제기해서 바로잡아야 한다. 격리 치료를 해야 하는 환자는 상급병실(1~5인실)을 이용해도, 격리실 입원료가 적용되어 보험 혜택을 볼 수 있다.

격리 치료가 필요한 경우는 말라리아 등 전염병 환자, 백혈병 환자, 에이즈 환자, 각종 장기이식 환자 가운데 중등도 이상의 급성이식편대숙주질환(GVHD)이 발생한 환자, 3도 이상으로 36% 범위 이상의 화상 환자 등이다. 이들 환자는 면역기능이 매우 약해 일반 환자와 떨어져 따로 치료를 받아야 한다. 격리가 필요한 환자에게 부당한 상급병실료를 청구하는 병원도 있으므로 환자와 가족이 잘 점검하는 것이 좋다.

종합검진 대신 증상별로 검사하자

몸에 이상이 있으면 무턱대고 종합건강검진을 받는 사람이 있다. 하지만 종합검진은 보험이 적용되지 않을 뿐더러 CT, MRI 등 증상과 무관한 고가의 정밀검사가 패키지로 포함되는 경우가 있다.

따라서 두통, 현기증 등 특정한 증세가 있을 경우, 건강검진 대신 일반진료를 통해 필요한 검사를 받으면 보험이 적용되어 비용을 줄일 수 있다.

일반진료를 통해 각종 검사를 받을 때는 먼저 무엇을 위한 검사인지, 꼭 필요한 검사인지를 물어야 한다. 고가의 검진 장비가 많고 그것을 활용해야 하는 병원으로서는 과잉 검사를 유도하는 경우도 있기 때문이다. 담당 의사에게 환자의 형편을 진솔하게 말해서, 보다 경제적인 검사를 받을 수 있도록 상담하는 것도 좋은 방법이다.

검진 비용을 줄이기 위해서는 건강보험공단(www.nhic.or.kr, 1577-1000)에서 2년마다 실시하는 무료 검진을 적극 활용하는 것이 좋다. 이때 기본검사 항목 외에 추가 항목을 넣어 검사를 받을 경우, 비용을 줄일 수 있다. 또 종합검진은 큰 병원보다 중소병원의 검사가 의료수가가 낮고, 한국건강관리협회(www.kahp.or.kr, 1644-8900) 등을 이용하면 비용을 줄일 수 있다.

큰 병원에서 종합검진을 받을 때는 맞춤 검진 서비스가 있는 곳을 이용하면 효율적이다. 나이, 성별, 가족력, 직업 등에 따라 자신에게 맞는 건강검진 프로그램을 선택하면 비용을 줄일 수 있다.

큰 병원에서는 검사 항목에 따라 다양한 검진 프로그램이 있고, 대부분 미리 자세한 상담을 할 수 있다. 병원마다 검진 프로그램에 조금씩 차이가 나므로 검사 항목과 비용, 다른 병원과 차별화된 특징을 세세히 물어본 후에 선택하는 것이 좋다.

병원과 약국 영수증을 챙기자

병원이나 약국을 이용한 후에는 반드시 영수증을 받아 확인해야 한다. 의료 서비스를 이용할 때마다 약 처방전, 병원 영수증, 약국 영수증은 함께 묶어서 보관하는 것이 좋다. 영수증은 건강보험법에서 정한 법정 영수증(또는 법정 간이영수증)을 받고, 병원은 물론 약국에서도 받도록 하자.

영수증은 의료비 규모를 알 수 있는 기본적인 정보를 환자에게 제공한다. 영수증을 통해 건강보험공단 부담금, 본인부담금, 비급여 본인부담금을 알 수 있으므로, 진료비의 적정성을 판단할 수 있다. 환자의 입장에서 진료비가 부당하게 나왔다고 생각될 경우, 건강보험심사평가원에 진료비 확인요청을 해야 하는데, 이때 반드시 진료비 영수증이 있어야 한다. 또 근로자의 연말정산 소득공제를 할 때도 영수증이 필요하고, 의료사고 등 문제가 발생할 경우 영수증이 증거물이 되기도 한다.

영수증은 의료 소비자의 알 권리를 보장하는 가장 기본적인 것이므로, 영수증 발급이 원활한 병원이나 약국을 이용하도록 하자. 성실하게 영수증을 발급하는 병의원과 약국이라면, 기본에 충실한 곳이므로 대체로 믿을 수 있다.

진료비가 클 경우 진료비 세부명세서를 받자

　의료 소비자는 자신이 지출한 진료비 내역을 항상 꼼꼼하게 확인해야 한다. 일반적으로 병원의 영수증에는 항목별 합산 금액이 표시되기 때문에 세부 내용을 알 수가 없다. 진료 내역에 대한 세부적인 내용을 알고 싶을 때는 주저하지 말고 진료비 세부명세서를 요청하자. 특히 진료비가 크거나 입원 환자가 퇴원할 때는 반드시 세부명세서를 받아 확인하는 것이 좋다.

　진료비 세부명세서에는 건강보험 급여뿐 아니라 비급여 서비스까지 세부적으로 기록되어 있어, 전체 의료행위별 수량과 비용을 상세히 알 수 있다. 혹 잘못 청구된 진료비가 있다면 진료비 세부명세서를 통해 파악할 수 있다. 의료사고 등의 문제가 생길 경우, 유용한 진료기록이 되기도 한다. 과거의 진료에 대해서도 진료비 세부명세서를 요구할 수 있다. 일반적으로 병원에서는 계산서와 영수증을 진료가 끝난 뒤 5년 동안 보존하도록 되어 있다.

　자신과 가족의 진료 내역을 확인하려면, 건강보험공단 지사를 방문(신분증 지참)하거나 인터넷을 통해 알아볼 수 있다. 건강보험공단 홈페이지(www.nhic.or.kr)에서 진료 내역 조회 서비스를 이용하면 약 3년 전부터 현재까지 자신의 의료 및 약국 이용 기록을 알 수 있다. 단, 보험공단의 진료 내역 조회에서는 진료비 세부명세서와 달리, 보험이 적용되지 않는 비급여 서비스에 대한 비용은 제외되어 있어 전체 진료비 규모는 알 수 없다.

진료비가 이상하면 확인요청을 하자

상식적인 선에서 진료비가 많이 청구되었다는 생각이 들 경우에는, 주저하지 말고 건강보험심사평가원에 진료비 확인요청을 하자. 국민건강보험법에서 쓰는 진료비 확인의 공식 명칭은 '요양급여 대상 여부 확인'이다.

병원에서 청구한 진료비에 의구심이 드는데도, 의료 서비스의 용어가 어렵다는 이유로 그냥 지나쳐서는 곤란하다. 그동안 환자들의 무지와 소극성, 그리고 병원의 의료 정보 독점으로 인해 불법적인 진료비용 청구가 계속 이어져 왔다.

2006년 국정감사에 따르면 지난 3년간 총 2356개 요양기관 중 1658개 기관(70.4%)이 허위 부당청구 등을 한 것으로 나타났다. 따라서 진료비에 대해 의구심이 든다면 바로 확인을 해 알아보는 것이 좋다.

병원에서 청구한 진료비를 확인 심사하는 곳은 건강보험심사평가원

(1644-7114)이다. 진료비 확인요청을 하는 방법은, 병원에서 받은 진료비 영수증과 진료비 확인 신청서를 작성해 직접 혹은 인터넷으로 접수하면 된다.

건강보험심사평가원 홈페이지(www.hira.or.kr)에서 '국민 서비스 → 온라인 민원 → 진료비 확인요청'으로 들어가 접수하고, 진료비 영수증은 팩스로 보내면 된다. 병원 영수증을 분실한 경우에는 5년 이내에 재발급이 가능하므로 해당 병원의 원무과로 가서 다시 발급을 받으면 된다.

진료비 심사 확인요청을 받은 건강보험심사평가원은 해당 병원에서 환자의 자료를 받아 심의한 뒤 신청인에게 결과를 통보해 준다. 기간은 평균 두세 달 정도 걸린다.

약국의 약값을 비교해 보자

의약품은 병원에서 의사가 처방해야 살 수 있는 전문의약품과 약국에서 바로 살 수 있는 일반의약품이 있다. 일반의약품과 보험이 적용되지 않는 비급여 전문의약품의 경우, 약국마다 가격에 크게 차이가 나기 때문에 미리 약값을 비교해 보고 구입하는 것이 좋다.

보건복지가족부가 발표한 '2007년 다소비 의약품 판매가격 조사 결과'에 따르면, 같은 약도 최고가와 최저가가 20~30% 정도 차이가 나는 것으로 나타났다. 소화제인 훼스탈 플러스 10정을 예로 들면, 약국에 따라 1600원에서 2500원까지 가격 차이가 났다.

약값이 이렇게 천차만별인 것은, 약국에서 약품의 가격을 정하게 한 '의약품 판매자 가격표시제' 때문이다. 이 제도는 제약회사가 약국에 공급하는 가격 이상이면 약사가 자유롭게 가격을 정할 수 있게 한 것으로, 대상이 되는 약품은 처방전 없이 살 수 있는 일반의약품과, 처방전이 필요해도 보험이 적용되지 않는 비급여 전문의약품이다.

약국마다 약값에 큰 차이가 나므로, 약을 많이 이용하는 소비자라면 집 인근과 회사 인근, 시장 인근 등 여러 지역의 약국을 비교해 보고 사는 것이 좋다. 보건복지가족부의 조사 발표에 따르면 대형 약국이 밀집한 지역, 이를테면 서울의 경우 종로구가 대체로 약값이 싼 것으로 나타났다. 50대 주요 의약품의 전국 지역별 가격 조사 결과는 보건복지가족부 홈페이지(www.mw.go.kr)에 공개되어 있다.

인터넷을 이용해 보다 저렴하게 의약품과 의료용품을 구입할 수도 있다. 그러나 인터넷을 이용할 경우에는 잘 알려지고 오래된 온라인 약국을 이용하는 것이 좋다. 소형 쇼핑몰 등을 이용하다 피해를 입는 경우도 있기 때문이다. 약품의 배달기간과 배달비용이 계산에 포함되는지도 미리 확인해 보고 이용하는 것이 좋다.

휠체어 등 보장구는 빌려 쓰자

교통사고나 외상으로 휠체어 등 보장구를 써야 할 경우가 있다. 잠깐 사용할 보장구는 구입하기보다는 빌려서 쓰는 것이 의료비를 줄이는 길이다. 건강보험공단과 구청에서는 국민을 대상으로 보장구를 무료로 대여하고 있다. 치료와 재활 과정에서 일시적으로 보장구가 필요한 경우 무료로 빌려 쓸 수 있다.

건강보험공단에서 대여하는 보장구의 품목은 휠체어, 보행기, 지팡이, 목발, 목욕기구로, 대여기간은 품목별로 1~2개월(최대 4~5개월 연장 가능)이다. 대여 방법은 신청자가 신분증을 지참하고 보장구 대여를 실시하는 건강보험공단 지사에 가면 빌릴 수 있다. 건강보험공단 홈페이지(www.nhic.or.kr)에서 보장구 무료 대여로 들어가면, 대여를 실시하는 지사의 약도와 대여품에 대해 자세히 알아볼 수 있다.

구청의 경우는, 모든 구청에서 보장구 대여를 하는 것은 아니므로 자신이 거주하는 지역의 구청 사회복지과로 연락해 대여 여부를 물어보고 이용하자. 대여 품목이나 이용 방법은 건강보험공단과 크게 다르지 않다.

의료비 공제 혜택을 받자

연말정산 소득공제를 할 때, 의료비용에 대한 세금공제를 신청하면 절세 효과를 볼 수 있다. 의료비 공제는 한 해 동안 총 급여액(연봉)의 3%를 초과해 의료비를 지출한 경우 받을 수 있다. 공제금액은 의료비 총액 − (총 급여액 × 3%)이며, 500만원을 한도로 공제한다.

공제 대상 의료비는 본인이나 생계를 같이하는 배우자와 부양가족을 위하여 지급한 진찰·진료·질병 예방을 위해 종합병원·병원·치과병원·한의원·조산소·의원·치과의원에서 지출한 비용, 치료·요양을 위한 의약품 구입비, 장애인의 보장구 구입비용, 의사의 처방에 따라 의료기기를 구입하거나 대여로 지출한 비용, 안경 또는 콘택트렌즈 구입비용(50만원 한도), 보청기 구입비용, 미용 성형수술을 위한 비용, 건강 증진을 위한 의약품(보약 등) 구입비용 등이다.

진단서 발급 비용, 산후조리원 지출 비용, 약국에서 구입한 건강기능식품 비용 등 일부를 제외한 대부분의 의료비용이 공제 대상이 된다. 일반 의료비의 경우 500만원까지만 소득공제가 되지만, 본인과 65세 이상 부양가족 공제 대상자와 장애인에게 지출된 의료비는 한도금액을 넘어서도 공제가 가능하다. 단, 총 급여액의 3%를 초과하는 금액에 대해

서만 공제가 된다.

의료비 공제를 신청하기 위해서는 병원을 이용한 진료비 영수증과 약국을 이용한 약제비 영수증 등이 필요하다. 영수증에 환자 이름과 병명 등 기재사항이 적혀 있는지 확인하고, 의사나 약사의 서명날인이 있는지도 확인하자. 병원과 약국을 이용할 때 미리 챙겨 두는 것이 좋다.

한국납세자연맹 홈페이지(www.koreatax.org)를 이용하면, 의료비 공제 대상과 절차에 대해 자세한 내용을 알아볼 수 있고 인터넷 상담도 가능하다. 또 국세청 연말정산 간소화 서비스(www.yesone.go.kr)를 이용하면, 의료비 공제 및 연말정산 서비스를 쉽게 받을 수 있다.

무료 건강 정보를 적극 활용하자

좋은 정보는 곧 돈이다. 자신의 질병에 대해 많은 정보를 가진 사람이 치유를 앞당기고, 의료비를 줄일 수 있기 때문이다. 환자라면 누구나 자신의 질병에 대해 공부하는 자세와 좋은 건강 정보를 확보하려는 노력이 필요하다.

먼저 책이나 인터넷을 통해 자신의 질병과 건강에 대한 정보를 얻는 것이 좋다. 또 공공기관이나 시민단체, 건강 관련 인터넷 사이트에서 무료로 제공하는 믿을 만한 건강 정보를 적극 활용하는 것도 건강 증진과 의료비 절감에 도움이 될 것이다.

건강 정보를 구할 때는 너무 단편적으로 받아들이지 말고 폭넓은 시각으로 정확한 정보를 선택해 받아들여야 한다. 상업적 정보나 그릇된 정보는 가려내는 안목이 필요하다.

건강보험공단에서 운영하는 건강 정보 전문 포털사이트 건강IN(http://hi.nhic.or.kr)을 이용하면 각종 건강 및 질병 정보를 얻을 수 있다. 고혈압·당뇨·암 등 만성질환과 희귀 질환 정보, 흡연·음주·운동·영양 등 생활습관 개선 정보 등이 다양하게 소개되어 있다. 고혈압·당뇨·고지혈증 등 대사성 질환자에게는 맞춤형 건강 정보를 제공하고, 건강 나이 결과에 따른 생활습관 개선 자료도 제공한다.

전국의 양한방 의료기관과 약국에 대한 정보도 알 수 있다. 건강IN 홈페이지에서 '병원/약국 이용 정보 → 병원/약국 이용 편익 정보'로 들어가 해당 지역의 병원 이름을 입력하면 관련 정보를 얻을 수 있다. 전화번호와 교통 정보, 진료시간, 점심시간, 접수시간, 위치 정보, 진료 예약, 주차장 운영 여부, 응급실, 휴진 일자, 건강강좌 개설 여부 등의 정보를 제공한다.

또한 건강보험공단에서는 상근 전문의를 두고 건강 상담 코너를 운영하고 있다. 직접 방문하거나 혹은 인터넷을 통해 건강 상담을 할 수 있고, 건강 관련 자료도 받을 수 있다.

이외에도 보건소(http://chc.mohw.go.kr), 건강보험심사평가원(www.hira.or.kr), 한국건강관리협회(www.kahp.or.kr), 건강세상네

트워크(www.konkang21.or.kr) 등의 공공기관과 시민단체를 통해서 다양한 건강 및 의료 정보를 무료로 얻을 수 있다.

건강한 생활습관을 갖자

가장 효과적인 건강법이자 의료비를 줄이는 확실한 방법은 질병을 미리 예방하는 것이다. 이를 위해서는 평소에 바르고 건강하게 생활하는 것이 무엇보다 중요하다. 오늘날 문제가 되고 있는 대부분의 질환은 잘못된 생활로 인해 발병하는 생활습관병이다. 따라서 평소 올바른 생활습관을 갖는 것이 질병의 고통으로부터 벗어나는 가장 현명한 길이다.

건강을 지키기 위해서는 먼저 규칙적인 생활, 균형 잡힌 식단과 소식, 깨끗한 환경, 적절한 수면과 휴식, 적당한 운동, 긍정적인 마음, 적절한 체중, 바른 자세, 원활한 배변, 건전한 성생활, 금연, 적절한 음주 등을 실천해야 한다.

금연 교실, 다이어트 교실, 각종 운동 교실 등 건강 관련 프로그램에 적극 참여해 여러 사람들과 함께 하는 것도 좋다. 작심삼일로 끝나기 쉬운 사람이나 쉽게 싫증을 내는 사람도 여러 사람들과 어울려 함께 하다 보면, 실천 의지를 북돋우는 데 도움이 될 것이다.

건강을 지키는 방법은 사실 누구나 아는 평범한 상식 속에 있다. 다만 그 중요성을 제대로 인식하지 못하고, 실천하지 않을 뿐이다. 건강한 생활습관은 그 어떤 첨단 의학적 관리보다 효과적인 건강법이라는 사실을 잊지 말자. 평소 생활 속에서 건강을 지키기 위해 부단히 노력할 때, 질병의 고통과 의료비의 부담에서 멀어질 수 있다.

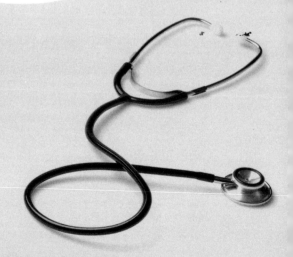

PART 4

더 나은 의료 환경을 만드는
환자의 권리 찾기

환자를 위한 권리장전

지난해 말, 70대 후반의 한 어르신이 가족들과 함께 우리 병원을 찾았다. 정신을 잃고 쓰러지는 증상을 반복하는 중증의 중풍 환자였다. 검사 결과, 심장에서 뇌로 올라가는 경동맥이 89%나 좁아져 있었다. 뇌로 가는 혈액이 제대로 공급되지 않으니 혼절을 거듭했던 것이다. 대학병원에서 이미 양방 치료를 받았던 이 환자는 고령으로 인해 수술을 할 수 없어 약물치료를 계속 해 왔지만, 증상이 호전되지 않았다고 한다.

나를 놀라게 한 것은 환자와 그 가족들의 적극성이었다. 양방 치료에 한계가 있자 한방 치료를 하기로 하고, 병원과 치료법에 대한 정보를 적극적으로 찾아 이미 상당한 지식을 갖고 있었다.

인터넷을 통해 각종 병원에 대한 정보를 알고 있었고, 중풍에 대한 상식도 풍부했다. 이미 고령이고 경제적으로도 넉넉지 않은 형편인데 체념하지 않고 폭넓게 치료법을 찾았고, 무엇보다 환자의 치유 의지가 남달랐다.

상담을 할 때는 치료 과정과 치유에 도움이 되는 생활 전반에 대해 차근차근 물었고, 양방과 한방의 차이를 이해하기 위해 관련된 질문도 놓치지 않았다. 가족들도 궁금한 것이 있을 때마다 병원으로 전화해서 공손하게 질문을 하곤 했다. 환자의 알 권리를 적극적으로 찾고, 담당 의사와의 원활한 소통을 통해 치료의 주체가 되려는 의지를 분명하게 읽을 수 있었다. 담당 의사인 내가 바짝 긴장하지 않을 수 없는 능동적인 환자였다.

우리 병원에서 한약 치료를 시작한 이 환자는 빠르게 증상이 호전되어, 지금은 비교적 건강하게 생활하고 있다. 빨리 호전될 수 있었던 데는 환자와 그 가족들의 적극적인 의지가 큰 몫을 했을 것이다.

이 어르신처럼 적극성을 가진 환자는 사실 흔치 않다. 대부분의 환자는 자신의 권리에 대해 모르는 경우가 많고, 스스로 수동적인 환자가 되려는 이들이 많다. 이런 소극성은 결코 치료에 도움이 되지 않는다. 좋은 치료를 유도하기 위해서는 환자가 먼저 똑똑해져야 한다.

환자에게는 어떤 권리가 있고, 그 권리를 찾기 위해 어떻게 행동해야 되는지에 대해 구체적으로 알아보자.

병원에서 환자의 권리 찾기

　건강은 모든 사람이 누려야 할 기본적인 권리이며, 사회는 인권으로서의 건강을 보장해야 할 의무가 있다. 보건의료의 주인은 바로 의료 소비자, 즉 환자이다. 환자는 병원에서 한 인격으로 존중받을 권리가 있고, 최선의 진료를 받을 권리가 있다. 또 사적인 비밀을 보장받을 권리가 있고, 자신의 병과 치료 과정에 대해 자세히 알고 의료행위를 선택하고 결정할 권리가 있다.

　환자의 권리는 생명 존중의 기본 인권이다. 환자의 권리 찾기는 한 사람의 인격체로서의 기본 권리를 보장받는 것 외에도, 환자가 진료 과정에 적극적으로 참여함으로써 진료의 질과 효율성을 높일 수 있기에 더욱 중요하다.

　1981년 포르투갈 리스본에서 열린 세계의사협회(WMA) 총회에서는 '환자의 권리에 대한 선언'으로, 환자는 자신의 질병, 치료 계획, 예후 등에 대한 충분한 설명을 들은 후 자유의사에 따라 의료행위를 수락하거나 거부할 권리가 있다고 규정한 바 있다.

　국내 22개 보건의료 시민사회단체와 환자단체로 구성된 '제1회 환자 권리 주간' 공동행사단은 2008년 5월 환자 권리 선언문을 발표했다. 환자의 당당한 권리를 주장한 선언문의 내용은 다음과 같다.

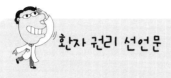

환자 권리 선언문

1. 모든 환자는 인간으로서 존중되어야 하며, 누구든지 보건의료 서비스를 이용할 권리가 보장되어야 한다.

2. 환자는 자신의 치료 과정 전반에서 자기 결정권을 가져야 하며, 이를 위해 충분한 정보를 제공받을 권리가 있다.

3. 모든 환자는 언제든지 질병의 예방이나 치료를 위한 최선의 서비스를 받을 권리가 있으며, 가능한 한 최고 수준의 건강을 추구할 권리가 있다.

4. 진단, 치료, 재활 등의 과정에서 발생한 환자의 모든 정보는 비밀이 유지되어야 하며, 어떤 이유에서도 환자와 가족의 사생활이 침해되어서는 안 된다.

5. 모든 환자는 자신의 건강과 생명을 최우선으로 하는 보건의료체계를 요구할 권리가 있다.

6. 환자는 안전하게 치료받을 권리가 있다. 모든 보건의료 서비스는 환자에게 안전한 환경과 상황을 보장해야 한다.

7. 모든 환자는 필요한 의약품을 먹을 수 있는 권리가 있다. 어떠한 이유에서든 환자에게 의약품이 제한되어서는 안 된다.

8. 장기투병이 필요한 환자와 그 가족은 사회적 서비스를 제공받을 권리가 있다. 이를 위하여 국가와 사회는 환자와 그 가족이 필요로 하는 적절한 서비스를 제공해야 한다.

9. 환자는 사회적 차별로부터 보호받을 권리가 있다. 교육·노동·이동 등 기본적인 사회활동에서 환자라는 이유로 차별을 당해서는 안 된다.

10. 환자는 자신의 권리를 옹호 증진하며, 차별로부터 자신을 보호하기 위하여 스스로 법률적 대표체를 구성하고 활동할 권리를 갖는다.

출처 ; 2008년 제1회 환자 권리 주간 '환자 권리 선언문'

불만과 불편을 당당히 신고하기

평소 병원을 이용하면서 겪은 불편 사항이나 문제점을 그냥 넘어가지 말고 당당히 알리고 개선을 요구하자. 병원의 진료 거부, 자질 없는 의사, 진료비 영수증을 발급하지 않는 병원, 진료비를 과다 청구하는 병원, 촌지를 수수하거나 요구하는 병원, 약품으로 인한 부작용, 의료사고, 그 외 의료 이용 과정에서 겪은 고충을 해당 기관에 알리고 바로잡도록 해야 한다. 자신이 경험하거나 알고 있는 의료 피해나 불편을 타인에게 적극적으로 알리려는 노력은 또 다른 피해를 막는 길이며, 의료소비운동의 첫걸음이다.

병원을 이용하면서 불편한 점이 있다면, 먼저 병원 내의 고객센터를 통해 문제 해결을 시도해 보자. 대형 병원의 경우, 대부분 원내에 환자의 불편 사항을 호소할 수 있는 고객센터가 있다. 병원 내 해결기구가 없다면, 병원장과 면담을 요청하자. 바로 문제가 해결되지는 않지만, 이와 같은 자세가 부당한 대우와 피해를 개선하는 작은 한 걸음이 되는 것이다.

대학병원을 이용할 경우에는 의료사회복지사를 통해 의료 외적인 문제, 즉 정신적 · 경제적 · 사회적 문제에 대해서도 상담을 할 수 있다.

의료사회복지사들이 제공하는 서비스에는 경제적인 어려움, 법적인 문제, 호스피스 이용, 해당 질병 환자들과의 교류 등이 있다. 경제적인 어려움이나 질병으로 인한 심리적 갈등이 클 경우, 상담을 받아 보자.

의료를 이용하면서 피해를 입은 경우, 혹은 해당 병원 의료의 문제점을 병원 내에서 해결할 수 없는 경우에 구제를 신청할 수 있는 기관은 다음과 같다.

■ **국민건강보험공단(www.nhic.or.kr, 1577-1000)**

의료 이용 중 불편 사항, 진료비 적정 확인 등 의료 이용상의 고충을 상담하고 있다. 의료사고 등에 대해서는 전문 변호사를 통해 무료 법률 상담을 한다.

■ **건강보험심사평가원(www.hira.or.kr, 1644-7114)**

병원에서 청구된 진료비가 적정한지 알아보기 위해 진료비 확인(요양 급여 대상 여부 확인) 요청을 하면 심사해서 그 결과를 알려 준다.

■ **식품의약품안전청(www.kfda.go.kr, 1577-1255)**

식품의약품안전청에서 운용하는 의약품 사이트(http://ezdrug.kfda.go.kr)를 이용하면 다양한 약품 정보를 얻을 수 있고, 약물 부작용 피해 사례를 신고할 수 있다.

■ **한국소비자원(www.kca.go.kr, 02-3460-3000)**

소비자분쟁조정위원회가 설치되어 있고, 소비자보호법의 규정에 의해 소비자 피해를 구제하고 있다. 의료기관과 환자 사이에 일어나는 문제를 중립적인 입장에서 중재해 준다.

■ **건강세상네트워크(www.konkang21.or.kr, 02-2269-1901~5)**

대표적인 보건의료시민단체로, 의료기관을 이용하면서 권리를 침해당했거나 의료 정책과 제도에 대해 궁금할 때 상담과 도움을 받을 수 있다.

■ **의료소비자시민연대(www.medioseo.or.kr, 02-525-7233)**

보건의료시민단체로, 의료사고 예방에 대한 상담과 의료사고를 당한 환자와 가족들이 전문적인 도움을 받을 수 있다.

의료사고 방지와 대처법

병원에서는 의료인의 과실로 의료사고가 일어나기도 한다. 의료사고란 의료 현장에서 발생하는 모든 사고를 말하며, 그 가운데 의료인의 명백한 과실로 인해 발생하는 사고가 의료 과오이다.

오진, 투약 과실, 수술 과실, 관리 소홀 등 의료행위 과정에서 오히려 병을 얻거나 문제가 생기는 의료사고가 이어지고 있다. 2005년 12월 대전 건양대병원에서는 갑상선 환자의 위를 절제하고 위암 환자의 갑상선을 제거하는 의료사고가 발생했다. 2006년 1월 서울대병원에서는 입원 중인 환자가 제때 응급처치를 받지 못해 혼수상태에 빠진 뒤 사망 위기에 처하는 의료사고가 발생했고, 2006년 1월 충남대병원에서는 의료진이 간암 진단 후 개복수술을 시행했으나 암세포가 발견되지 않아 봉합하는 오진 사고가 있었다.

1994년 하버드 대학 의원성 장애 연구그룹의 발표에 따르면, 미국의 전 병원에서 발생하는 의료사고로 인한 사망자는 매년 18만 명에 이른다고 한다. 선진 외국의 사례를 종합해 볼 때 교통사고 사망자보다 의료사고로 인한 사망자가 많은 것으로 나타나고 있어, 현대사회에서 의료사고가 얼마나 심각한지를 알 수 있다.

우리나라는 의료사고에 대한 전문적인 통계자료가 없어 실태 파악조차 어려운 실정이다. 2001년 발표된 울산대 의대 예방의학교실 이상일 교수의 논문 '의료의 질과 위험관리'에 따르면, 국내에서 해마다 의료 과실로 숨지는 환자는 4500~1만 명에 이를 것이라고 한다. 한국소비자원에 따르면, 의료사고 피해구제 접수 건수가 2000년 450건에서 2005년 1093건으로 6년 동안 142%나 늘어났다. 우리 사회의 심각한 의료사고 현실을 말해 주는 하나의 지표일 것이다.

의료사고를 막기 위해서는 환자와 가족의 관심과 노력이 필요하다.

환자가 얼마나 현명하게 병원을 이용하느냐에 따라 의료사고를 막거나 줄일 수 있다. 의료 소비자가 반드시 알아야 할 의료사고 방지 요령과 대처 요령에 대해 구체적으로 알아보자.

똑똑한 환자의 의료사고 방지 요령

■ 믿을 수 있는 의사를 선택하자

경험 많고 성실한 의사를 찾는 것이 좋은 치료를 받는 지름길이며, 의료사고를 예방하는 길이기도 하다. 같은 조건이라면 젊은 의사보다는 중년 이상의 의사가 풍부한 경험을 바탕으로 여러 상황에 유연하게 대처할 수 있다. 병원을 선택할 때도 신축 병원보다는 오래된 병원을 이용하는 것이 좋다. 새로 문을 연 병원은 의료 장비가 손에 익숙하지 않아 실수할 가능성이 있고, 의료인과 직원 간에 의사소통이 원활하게 이루어지지 않을 수도 있다.

■ 진료비는 여유 있게 가져가자

병원에 갈 때는 조금 여유 있게 진료비를 가져가는 것이 좋다. 특별한 질환이 의심되더라도 금전적 제약을 받게 되면 검사를 생략하기 쉽기 때문이다.

■ 궁금한 것은 철저히 묻자

환자는 좋은 의사를 찾기 위해 노력하고, 자신이 선택한 의사가 소신 진료를 할 수 있도록 최대한 신뢰하는 자세를 보여야 한다. 그러나 치료 과정 전반에 대해 제대로 이해하려는 노력을 게을리 해서는 안 된다. 무슨 검사를 왜 하고 검사의 위험성은 없는지, 처방 약은 어떤 효과가 있으며 부작용은 없는지, 의사가 권하는 수술은 위험성과 후유증이 어느 정도인지, 수술 외에 좀 더 안전한 치료법은 없는지 등 궁금한 것을 모두 묻고 제대로 이해한 후에 결정하자. 대부분의 의사들은 치료법의 장점만을 말하는 경우가 많다. 그러나 치료 효과 이면에 존재하는 부작용에 대해서도 반드시 설명을 듣고, 치료의 효과와 부작용을 저울질할 필요가 있다. 응급 상황이 아닌데도, 자신의 병과 치료법에 대해 제대로 이해하지 못한 채 급하게 수술을 하는 등 성급한 치료는 위험할 수 있다.

■ CT, MRI, 내시경 등 검사를 할 때는 보호자가 동행하자

검사를 할 때는 환자가 마취 상태에 있거나 의사 표시를 제대로 할 수 없는 상황에 있는 경우가 많다. 따라서 보호자는 환자의 동태를 수시로 파악해 의사에게 알리고, 각종 검사 장비의 사용상 부주의가 있는지 지켜보는 것이 좋다. 대부분의 사람들은 검사는 마냥 안전한 것이라고 생각하지만, 의료사고가 나기도 한다.

■ 처방 약에 대해 자세히 알고 이용하자

의사가 약을 처방하면 약 이름과 성분, 효능, 부작용, 복용 방법 등에 대해 자세히 묻고 이용하자. 약 처방전은 2장을 받아 1장은 환자가 보관하고, 처방전의 여백에 복약법과 발생할 수 있는 부작용을 물어 기록하는 것이 좋다. 약을 복용한 후 새로운 증상이 나타나면 즉시 복약을 중단하고 담당 의사에게 알리도록 한다.

■ 약국에서 투약 시 본인 약이 맞는지 확인하자

의사가 준 약 처방전 가운데 1장은 약국에 제출하고, 조제 투약을 받는다. 조제한 약을 받을 때는 반드시 본인 약이 맞는지를 확인하자. 그리고 다시 한 번 약의 부작용 가능성과, 복용 방법, 이용 시 주의할 점 등을 물어보자.

■ 입원 시 새로 주는 약은 용도를 점검하자

입원 치료를 하는 환자가 이전에 본 적이 없는 약(주사)이 지급되면 본인 것이 맞는지 알아보고, 무슨 용도인지도 반드시 확인하자. 병원에서 약은 같은 시간에 지급된다. 다른 시간에 약을 받았다면 왜 그런지 물어보자. 자신에게 처방된 정확한 약을, 정확한 시간에, 정확한 양만큼, 정확한 경로로 지급받아야 한다.

■ 수술은 충분한 설명을 듣고 난 후 신중히 결정하자

생명이 위급한 응급 상황이 아니라면, 수술의 효과와 위험성을 제대로 알아본 후 결정하자. 해당 수술의 효과뿐 아니라 사망률, 실패율, 후유증, 회복기간, 사후관리 등에 대해 자세히 설명을 들은 후 신중하게 결정해야 한다. 수술 외에 보다 안전한 치료법은 없는지 다른 의사에게 다시 진단을 받아 보는 것이 좋다.

■ 월요일이나 금요일 수술은 가급적 피하자

주말을 보낸 후에 일을 하면 생체리듬이 흐트러져 일이 원활하게 진행되지 않을 때가 있다. 수술도 마찬가지다. 주말에 집에서 휴식을 취한 의사가 월요일 바로 출근한 상황에서 하는 수술은 자칫 실수로 이어질 가능성이 있다. 또 금요일 오후에도 가능한 한 수술을 피하는 것이 현명하다. 금요일에 수술을 받은 후 의사들이 대개 자리를 비우는 주말에 자칫 응급 상황이나 수술 후 합병증이 발생하면 대처가 늦어질 수 있다.

■ 수술실, 분만실, 중환자실의 환자 가족은 더욱 주의하자

대부분의 의료사고는 수술실이나 분만실, 중환자실 등 밀실에서 일어난다. 따라서 각종 수술이나 분만 시에는 전후 사정을 면밀히 점검하자. 중환자실에 있는 환자는 보호자가 면회시간마다 환자의 표정이나 몸동작을 주의 깊게 살피고 변화가 없는지 세심하게 점검해야 한다.

■ 종합병원에서 진료가 미흡한 경우, 선택진료를 신청해 시정을 요구하자

대형 병원에서 주치의는 레지던트(전공의)가 주로 담당한다. 진료를 받으면서 환자 관리에 미흡한 부분이 있을 때는, 즉시 선택진료를 신청해 상급 의사에게 문제가 없는지 확인하고 시정을 요구하자.

■ 임산부는 목걸이나 인식표를 늘 갖고 다니자

임신 초기에 바깥에서 불의의 사고로 의식을 잃은 채 병원으로 옮겨지면, 검사 과정에서 태아에게 해로운 방사선이 투사될 가능성도 있다. 만일을 대비해 목걸이에 인적 사항과 분만예정일을 기재해 놓으면, 태아가 의료사고를 당하는 일을 막을 수 있다.

■ 임산부는 가급적 한 의사에게 연속 진료를 받자

진료를 받을 때는 믿을 만한 의사에게 연속적으로 받는 것이 효율적이다. 특히 의료사고 발생률이 높은 산부인과에서는 산전 검사를 받은 병원에서 연속적으로 진료를 받고 특별한 일이 없는 한 담당 의사를 바꾸지 않는 것이 좋다. 태아의 발육 상황과 산모의 건강 상태를 정확히 파악하고 있으므로, 갑작스런 분만이나 응급 상황에도 잘 대처할 수 있다.

■ 치료 후 나타나는 몸의 변화를 점검하자

병원 치료를 시작한 후에는 자신의 몸 상태를 세세하게 '살피는 철저한 자기관리가 필요하다. 이를테면 약을 복용한 후 새로운 증상이 나타나면, 그것이 약으로 인한 반응인지, 질병 자체의 증상인지를 바로 알아보고 계속 복용할지 판단해야 한다. 치료 과정 전반에서 스스로 몸의 변화를 점검하는 적극성이 필요하다.

■ 가족 주치의를 만들자

가족들이 꾸준히 진료를 받아 온 단골 병원이 있다면, 환자의 상태를 비교적 정확히 파악하고, 더 책임감 있게 진료를 할 것이다. 가족 주치의가 현실적으로 불가능하다면, 입원·수술 등 중요한 사안만이라도 상의를 할 수 있는 의사가 주변에 있는 것이 좋다. 좋은 의사를 찾아 꾸준히 이용하다 보면, 주치의가 되는 셈이다.

똑똑한 환자의 의료사고 대처 요령

■ 가급적 빨리 진료기록을 확보하자

의료사고가 발생하면 우선 치료 담당자와 사고 발생시점 등 사고 상황 및 그 내용에 대해 자세하게 파악해야 한다. 또한 의료사고의 원인 규명에 필요한 관련 자료를 신속하게 확보해야 한다.

환자 명부, 진료기록부, 처방전, 수술기록, 검사소견 기록, 방사선 사진과 그 소견서, 간호기록부, 조산기록부, 진단서 등 부본(진단서, 사망진단서, 시체검안서 등) 등의 진료기록은 가급적 빨리 확보하는 것이 좋다.

진료기록사본에 담당 의사가 명기되어 있는지 확인하자.

의료사고 소송에 있어서 가장 중요한 근거인 진료기록의 경우, 환자나 배우자, 직계존비속 또는 배우자의 직계존속(배우자, 직계존비속과 배우자의 직계존속이 없는 경우 환자가 지정하는 대리인이 신청 가능)이 열람하거나 발급할 수 있다.

해당 병원의 의무기록실에 진료기록사본 발급신청서를 내면 사본을 교부받을 수 있다. 그러나 진료기록을 확보하기가 쉽지 않을 것이다. 문제가 생기면 병원에서는 가급적 진료기록을 공개하지 않으려고 하기 때문이다. 그러나 환자가 진료기록을 요구하면 바로 제공해야 하는 것이 의료법에 명시된 병원의 의무이다.

따라서 시간을 끌지 말고 당당하게 요구해서 진료기록을 받도록 한다. 만약 해당 병원이 진료기록사본을 발급하지 않아서 진료기록이 변조될 가능성이 클 경우에는, 신속히 법원에 증거보전 신청을 하는 것이 좋다.

의료사고로 사망한 경우에는 부검을 하는 것이 도움이 된다. 사망 원인을 밝히는 결정적인 증거자료가 될 수 있기 때문이다.

■ 감정적 대응을 자제하자

의사를 폭행하거나 병원에서 시위를 하는 등의 감정적인 대응은 문제 해결에 전혀 도움이 되지 않는다. 감정적으로 대응한 환자나 그 가족들이 오히려 형사적으로 처벌을 받거나, 민사적으로 손해배상을 하는 상황까지 갈 수 있다. 실제로 의사를 폭행하고 병원 업무를 방해한 환자 가족이 고액의 배상금을 낸 사례도 있다. 따라서 감정을 자제하고 이성적으로 대응하도록 하자.

■ 합의는 전문가와 상담한 후 신중하게 결정하자

의료사고가 확실한 경우, 대부분의 병원은 환자 측과 합의를 시도하려고 한다. 이때 특별한 이유 없이 성급하게 합의하거나 문서에 서명해서는 안 된다.

객관적이고 공정한 입장에서 도움을 줄 수 있는 공신력 있는 전문기관과 상담한 후 신중하게 하는 것이 좋다. 또 합의 내용은 반드시 문서로 기록해 보존하자.

원만한 합의가 이루어지지 않을 경우, 형사적인 고소와 민사적인 소송을 통해 분쟁해결을 시도할 수 있다. 어떤 경우든 전문기관이나 변호사 등과 충분히 상담을 한 후 승소 가능성과 소송에 드는 비용, 시간 등을 감안해서 결정하자.

신뢰할 수 있는 변호사를 선임하는 것도 중요하다. 의료는 그 자체가 매우 전문적이고 복잡하기 때문에 의료소송을 전문으로 하는 변호사가 아닐 경우 제대로 대처하기가 어렵다. 현실적으로 의료에 비전문가인 환자 측이 의료진의 과실 여부를 밝히는 것은 확실한 증거가 없는 한 어렵다. 실제 소송에서도 의사가 무혐의로 처리되는 경우가 대부분이다. 따라서 전문가와 충분히 상담을 해서 의료소송의 과정과 승소 가능성을 미리 알아보는 것이 좋다.

■ 의료사고 소멸시효에 주의하자

치료 후 서서히 심각한 부작용이 나타나거나 뒤늦게 의료사고라는 사실을 알게 된 경우, 의료사고 소멸시효일을 먼저 검토해 보자. 의료사고는 현행법상 사고를 안 날로부터 3년 이내, 사고가 발생한 날로부터 10년 이내에 소송을 제기해야 한다. 소멸시효를 넘기면 소송 자체가 불가능하다.

■ 전문기관의 도움을 구하자

의료사고와 관련된 전문기관이나 단체를 통해 먼저 상담한 후 도움을 구하는 것이 좋다. 관련 전문기관은 다음과 같다.

- **한국소비자원(www.kca.go.kr, 02-3460-3000)** : 소비자분쟁조정위원회를 통해 소비자 피해를 상담 및 구제한다.
- **국민건강보험공단(www.nhic.or.kr, 1577-1000)** : 인터넷 사이버고충상담실을 운영하고, 변호사를 통해 의료사고에 대한 무료 법률상담을 한다.
- **대한법률구조공단(www.klac.or.kr, 국번 없이 132)** : 국민을 대상으로 법률적 지원과 무료 법률상담을 한다.
- **의료소비자시민연대(www.medioseo.or.kr, 02-525-7233)** : 의료사고 전문 시민단체로, 변호사의 무료 법률상담과 피해자 지원활동을 한다.

의료 소비자가 바꾸는 세상

자본의 논리로 움직이는 세상에서 의료계도 예외일 수는 없다. 대부분의 병원은 환자의 권리보다는 이윤을 먼저 추구한다. 그러다 보니 의료 상업주의가 날로 기승을 부리고 있다. 자본주의 사회의 이윤 추구 시스템 속에 병원이 있는 한 이런 현실은 변하지 않을 것이다.

더 많은 환자가 더 많은 부를 창출하는 불합리한 의료제도 속에서, 건강에 대한 인식은 공공성과 사회성을 얻지 못하고, 개인의 책임과 부담이 되고 있다. 그로 인해 무수한 문제가 파생되고 있다. 이를 개선하기 위해서는 국가의 의료 정책이 보다 공공성을 강화하는 방향으로 나가야 한다.

먼저 공공 의료기관은 민간의료에서 감당하기 힘든 부문을 맡아서 국민들의 불편을 덜어 주어야 한다. 시술에 비해 낮은 의료수가로 병원들이 기피하는 분만 의료시설, 미숙아 의료시설, 중환자 의료시설, 응급 의료시설 등을 공공의료가 적극적으로 껴안아야 할 것이다.

소위 말하는 비인기 과목을 중심으로 한 이들 의료시설은 병원의 경영난으로 계속 줄어들고 있고, 그로 인해 국민들이 어려움을 겪고 있다. 실제로 분만시설이나 응급시설이 없어 다른 지역으로 가야 하는 경우까지 발생하고 있다. 국민의 이런 불편을 덜어 주는 것이, 공공의료가 해야 할 일이다.

그러나 국민의 건강 지킴이 역할을 해야 할 공공 의료기관이 민간의료와 경쟁하려는 의도마저 보이는 것이 우리의 현실이다. 민간의료처럼 돈이 되는 분야에 매달릴 것이 아니라 국민들이 가장 불편해하는 점을 해소하는 것이, 국민이 낸 세금을 돌려주는 공공의료의 진정한 역할일 것이다.

앞으로 우리나라의 의료 정책이 국민의 실질적인 어려움을 덜어 주는 방향으로 개혁하기를 바란다. 의료 소비자가 더욱 똑똑해져야 하는 이유는 바로 이 때문이기도 하다. 의료 소비자 스스로가 지식과 정보를 갖추고 건강을 지키는 주체로 적극적으로 나서고, 나아가 국가의 보건의료 문제에 관심을 갖고 잘못된 제도와 관행을 바꾸기 위해 힘을 모을 때 더 나은 세상을 만들 수 있다.

그러나 안타깝게도 우리의 의료 소비자들은 불평과 불만만 늘어놓을 뿐, 스스로의 힘으로 문제점을 바꿀 생각은 하지 않고 있다. 많은 환자들이 정당한 대가를 치르고도 자신의 권리를 찾지 못하고 있다.

복잡하고 어렵다는 이유로, 혹은 의사의 심기를 건드려 불이익을 당하지 않을까 우려해 병원에 전적으로 의지하는 수동적이고 순종적인 환자로 남아 있다. 의료 소비자 한 사람 한 사람의 이런 체념이 결국 환자의 권리를 뒷전으로 밀어내는 세상을 만들었다. 병원을 요지부동의 차갑고 폐쇄적인 왕국으로 군림하게 만든 것이다.

우리 사회에 의료 정보가 빈약한 것도, 결국 의료 소비자들의 권리의 식이 부족하기 때문이다. 미국과 같은 선진국에서는 해당 병원과 의사에 대한 의료 정보, 즉 질병 치료율, 사망률, 시술 건수, 의료사고 발생 여부 등을 의료 소비자가 알 수 있도록 공개하고 있다. 좋은 병원과 좋은 의사를 선택할 때 도움이 되는 실질적인 정보를 제공하고 있다. 이런 유용한 정보를 공유하는 사회를 만드는 것은 바로 그 나라 국민들이다. 국민들의 의식 수준이 그만큼 높고, 그렇게 되도록 강력히 요구한 결과이다.

우리나라에서도 한 시민단체의 끈질긴 노력이 전국 의료기관의 항생제 처방률을 공개하게 만들었고, 그 이후 병원에 대한 의료 평가와 공개가 속속 이어지고 있다. 앞으로 가장 필요한 의료 정보, 이를테면 병원의 해당 질병에 대한 치료율이나 사망률 같은 정보가 공개되도록 만드는 것은 결국 국민들에게 달려 있다. 국민들의 참여의식이 세상을 바꾸는 원동력이라는 사실을 잊지 말자.

의료 소비자가 스스로 권리 찾기에 나설 때 비로소 세상은 변한다. 지식과 정보를 갖춘 의료 소비자가 되기 위해 적극적으로 노력해야 하고, 자신의 권리를 정당하게 요구하는 똑똑한 의료 소비자가 되어야 한다.

실질적인 의료 정보가 공개되도록 요구하고, 좋은 병원을 적극적으로 찾아내 이용하자. 또 병원에서 자신의 병에 대한 정보를 합리적으로 요구하고, 의료 서비스의 문제점을 당당히 지적하며, 인간적인 대우를 하도록 요구하는 등 적극적으로 권리 찾기에 나서자.

의료소비운동은 의료 소비자 스스로가 자신의 권리를 찾기 위해 나설 때 비로소 시작된다. 적극적으로 환자의 권리를 찾는 이들이 결국 병원을 변화시킨다. 나아가 의료 소비자 한 사람 한 사람의 이런 노력이 모일 때 세상을 바꾸는 큰 힘이 될 것이다.

그러기 위해서는 먼저 나부터 변해야 한다. 부당한 불편을 무조건 참으면서 세상이 변하기를 기대해서는 안 된다. 내가 변해야 세상이 바뀔 수 있다. 환자의 권리를 존중하는 세상을 만들기 위해서는 우선 나부터 당당히 권리를 주장해야 한다. 권리는 기다린다고 찾아오는 것이 아니라, 내 힘으로 찾고 지켜 내는 것이다. 변화를 이끄는 것이 바로 '나' 자신이라는 사실을 잊지 말자. 그럴때 비로소 환자가 주인이 되는 보다 건강한 세상을 열 수 있다.

의학 간의 벽을 허문 상생의 진료를 해 오며

의대를 졸업하고 초보의사가 되었을 때, 나는 현대의학의 힘으로 고치지 못할 병은 없다고 생각했다. 하루가 다르게 발전하는 최첨단 현대의학이 인간을 질병의 고통으로부터 해방시켜 줄 것이라고 여겼다.

'지나친 자신감으로 오만하기까지 한 의사', 그 시절 분명히 나는 그랬던 것 같다. 의대 졸업생들 가운데 최상위권 그룹만 갈 수 있다는, 소위 말하는 일류 병원에서 의사 생활을 시작했기에 더욱 그랬는지 모른다.

그러나 모든 초보의사가 그렇듯이, 병원에서 환자를 진료하면서 내 오만함은 여지없이 무너졌다. 치료가 되지 않는 병이 너무 많았고, 발병 원인조차 모르는 병도 부지기수였다. 의학의 한계와 의사의 한계를 피부로 절감하면서 정신적으로 방황하지 않을 수 없었다.

나를 더욱 혼란스럽게 한 것은 환자들이 한방 치료에 대해 물을 때였다. "한방 치료를 병행해도 됩니까?", "병원 약을 먹으면서 보약을 함께 먹어도 됩니까?" 양방 의사인 내가 제대로 설명할 수 없는 질문을 계속 해 왔다. 그런 질문을 받으면서 스스로도 궁금했고 답답함이 쌓여만 갔다.

환자들이 양방 외에 다른 의학에서 치유의 길을 찾는 것은, 현대의학으로 고칠 수 없는 병이 많기 때문이다. 특히 대형 병원에 오는 이들 가운데는 난치성 질환자들이 많고, 막막한 그들이 여러 치료를 두루 해보려는 것은 당연한 심리인지도 모른다.

그러나 양방 의료계에서는 한방 치료에 대해 잘 모르면서 무조건 반대하는 경우가 많다. 그러다 보니 환자들은 양방 병원의 눈치를 보면서, 혹은 숨기면서 한방 치료를 병행하는 이들이 많다.

한방 병원에도 환자가 계속 이어진다는 건 환자를 오게 만드는 뭔가가 있다는 말인데, 과연 그것이 뭘까? 전공 의학에 대한 회의와 끝없이 이어지는 지적 호기심은 나로 하여금 결국 한의학을 배우도록 부추겼다.

양방 의학의 한계에서 새로운 가능성을 찾기 위해, 또 한방 치료에 대해 묻는 환자들에게 제대로 된 답변을 해 주기 위해, 그리고 내 환자가 어떤 치료를 받고 있는지 온전히 알기 위해서 나는 한의대에 들어갔다.

한의학 공부는 의사인 내게 생명과 건강을 보는 새로운 눈을 갖게 해 주었다. 양방 의학의 우물 안에 머물러 있었으면 결코 얻지 못할 또 다른 세상을 열어 준 것이다. 가족들의 반대와 동료 의사들의 곱지 않은 시선, 그리고 학비를 벌기 위해 고된 아르바이트를 감내하며 얻은 한의학의 지식은 내게 더없이 큰 기쁨이 되었다. 무엇보다 양방과 한방의 지식을 환자 치료에 효율적으로 활용할 수 있게 되었다는 사실이 가슴을 뛰게 만들었다.

양방과 한방의 장점을 취해 보다 효율적인 의료 환경을 만들 생각으로 가슴이 벅찼던 나의 기대와는 달리 양대 의료계의 적대감은 계속되었고, 지금도 그 불화는 이어지고 있다.

현재 우리의 의료제도는 양방과 한방이 의료이원화라는 제도 속에서 서로 견제하고 있다. 양방이든 한방이든, 세상의 모든 의학이 지향하는 목표는 하나다. 바로 질병의 치유와 건강이다. 그럼에도 질병관이 다르고 치료 원리가 다르다고 해서 서로 비난하면서 의료 소비자들에게 혼란을 주고, 의료비를 이중으로 들게 하는 불합리한 모습을 보이고 있다.

양방 의사들은 현대의학만이 최고라고 여긴다. 그러나 수천 년을 이어 온 한방을 비롯한 경험의학을, 과학적으로 검증되지 않았다는 이유만으로 배척하는 것은 현대의학의 오만이다. 세상에 존재하는 모든 의학은 그 나름의 존재가치가 있다. 오랜 세월과 세대를 거쳐 도태되지 않고 살아남았다는 것은 분명히 유용한 가치가 있기 때문이다. 문제가 있는 의학은 결코 오랜 세월 그 맥을 이어 오지 못한다.

양방은 오랜 세월을 거치며 시간의 검증을 받은 한방의 가치를 겸허히 받아들여야 한다. 한방 역시 마찬가지다. 양방이 이룩한 과학적인 지식과 객관적인 임상 정보를 인정하고 현명하게 수용하려는 자세가 필요하다.

근거 중심 의학을 지향하는 양방의 과학적인 치료법과 우주와의 조화를 생각하는 한방의 근원적인 치료법을 함께 취한다면, 분명 더 나은 치료 결과를 얻을 수 있다. 부분에 대한 정밀 치료에 뛰어난 양방과 생명의 전체성을 아우르는 한방이 만난다면, 보다 이상적인 치료가 될 것이다.

이런 믿음을 실천하기 위해 나는 양한방 협진이라는 상생의 의료 환경을 만들었다. 평소 관심을 두고 있던 혈관질환, 특히 중풍의 예방과 치료를 전문으로 하는 양한방 협진 병원의 문을 열었고, 보다 효율적인 의료 환경을 개척해 왔다.

병원에서 환자를 진료하는 세월이 쌓이면서 절감한 것은, 환자의 생명을 다루는 의학은 철저히 인간 중심이 되어야 한다는 것이었다. 통계적 지식에 얽매이는 '메디컬 사이언스(Medical science)'가 아니라, 병을 앓는 환자를 먼저 이해하고 치료하는 '메디컬 아트(Medical art)'가 되어야 하는 것이다.

중풍의 경우 뇌혈관 자체의 이상, 고 콜레스테롤, 심장기능 이상 등 사람마다 발병의 원인이 다르다. 발병을 부추기는 근본 원인도 잘못된 식생활, 운동 부족, 정신적 스트레스, 과로 등 각기 다르기 때문에 통계적 지식만으로 획일적인 처방을 하는 '메디컬 사이언스'로는 결코 바른 해법을 찾을 수 없다. 환자를 먼저 철저히 이해하는 의사가 되어야 하는 것도 그 때문이다.

의사가 환자를 이해하려고 노력하듯이, 환자 역시 자신의 병과 치료법을 제대로 이해하려고 노력해야 한다. 그래서 우리 병원에서는 중풍 치료에 앞서 20분 정도 중풍 전반에 대해 교육하는 시간을 갖고 있다. 질병에 대한 이해가 치유를 앞당기는 데 큰 역할을 하기 때문이다.

병원의 모든 시스템은 환자 중심이 되어야 한다. 그리고 세상의 모든 의학은 벽을 허물고 환자를 좀 더 빨리, 좀 더 완전하게 치유하기 위해 손을 잡아야 한다. 이것이 가장 진보적인 의료라는 나는 믿는다. 양한방은 물론이고 세상의 모든 의학의 장점을 받아들여 보다 효율적인 의료 환경을 만들기 위해, 나는 앞으로도 쉼 없이 노력할 것이다.

상생의 의료에 대한 나의 직업적 소신과 실천은 그동안 많은 환자들로부터 지지를 받았고, 의사로서 보람을 느낄 때도 많았다. 양한방의 높은 벽과 의료계의 오랜 관습을 깨는 새로운 시도를 주저했다면 결코 얻을 수 없는 보람이었을 것이다. 우리 의료계가 편견을 벗고 보다 효율적인 상생의 길을 함께 모색해 나가기를 진심으로 바란다.

의료 소비자 역시 관습을 깨고 타성에 젖은 행동에서 벗어나야 한다. 치료의 주체이기를 포기한 환자는 의료 정보와 지식을 전문가들의 영역이라고 여긴다. 질병 치료를 의사의 전유물로 보는 것이다. 그래서 자신의 건강을 무조건 의사에게 맡기고, 의사가 내리는 지시에 순종하면 된다고 생각한다. 이것은 자신의 건강을 남에게 떠넘기는 무책임한 행동이다. 스스로의 건강과 생명을 책임질 사람은 바로 나 자신이다.

어떤 상황에서도 치료의 주체는 바로 환자 자신이다. 의사는 병을 진단하고 치료법에 대해 조언과 도움을 주는 사람일 뿐이다. 언제나 최종 선택의 몫은 환자여야 하고, 자신의 건강은 자신이 지킨다는 주체의식이 필요하다.

병원의 지시에 전적으로 의지하는 수동적인 환자가 아니라, 능동적인 의료 소비자가 되자. 의료 소비자 모두가 주체성을 갖고, 환자들은 스스로 치료의 중심에 서서 '내 병은 내가 고친다' 는 적극적인 의지를 가져야 한다. 그 적극성이 질병 치유에 절대적인 힘으로 작용할 것이고, 보다 건강한 의료 환경을 만드는 동력이 될 것이다.

참고문헌

- 『위험한 의학, 현명한 치료』, 김진목 지음, 2007, 전나무숲
- 『대한민국 병원 사용설명서』, 강주성 지음, 2007, 프레시안북
- 『의사를 선택하라』, 폴 러너 지음, 박은주 옮김, 2001, 몸과 마음
- 『아픈 것도 서러운데』, 김철환 외 지음, 2000, 몸과 마음
- 『똑똑한 환자』, 도이 가즈스케 지음, 안수경 옮김, 2005, 사과나무
- 『침묵하는 의사, 절규하는 환자』, 김승열 지음, 2003, IPI 커뮤니케이션즈
- 『의사와 약에 속지 않는 법』, 미요시 모토하루 지음, 박재현 옮김, 2006, 랜덤하우스중앙
- 『진단방사선학』, 연세의과대 지음, 2003, 고려의학
- 『초음파 진단의 이해』, 송한덕 지음, 2002, 군자출판사
- 『의료! 이렇게 개혁합시다』, 인도주의실천의사협의회, 1994, 생활지혜사
- 『나는 현대의학을 믿지 않는다』, 로버트 S 멘델존 지음, 남점순 옮김, 2000, 문예출판사
- 『없는 병도 만든다』, 외르크 블레흐 지음, 배진아 옮김, 2004, 생각의 나무
- 『병원이 병을 만든다』, 이반 일리히 지음, 박홍규 옮김, 2004, 도서출판 미토
- 『어느 의사의 고백』, 알프레드 토버 지음, 김진숙 옮김, 2003, 지호
- 『현대의학의 위기』, 멜빈 코너 지음, 소의영 외 옮김, 2001, 사이언스북스
- 『나는 고백한다. 현대의학을』, 아툴 가완디 지음, 김미화 옮김, 2003, 소소
- 『고통받는 환자와 인간에게서 멀어진 의사를 의하여』, 에릭 J. 카셀 지음, 강신익 옮김, 2002, 코기토
- 『히포크라테스는 죽었다』, 시바다 지로 지음, 김명순 옮김, 1994, 퀘이사
- 『수술은 성공했으나 환자는 죽었다』, 이근팔 지음, 1997, 양진문화사
- 『암과 싸우지 마라』, 곤도 마코토 지음, 노영민 옮김, 1996, 한송
- 『오늘부터 나도 암 환자입니다』, 이나츠키 아키라 지음, 박선무 옮김, 2003, 소소
- 『약이 사람을 죽인다』, 레이 스트랜드 지음, 이명신 옮김, 2007, 웅진리빙하우스
- 『약이 병을 만든다』, 이송미 지음, 2007, 소담출판사
- 『쾌면력』, 시노하라 요시토시 지음, 김경희 옮김, 1994, 사람과 책

- 『자연치유』, 앤드류 와일 지음, 김옥분 옮김, 1996, 정신세계사
- 『자연치유력』, 이성재 지음, 2005, 랜덤하우스중앙
- 『자연치료의학』, 오홍근 지음, 2003, 정한헬스북
- 『보완대체의학』, 대한보완대체의학회 지음, 2004, 이한출판사
- 『내 몸이 의사다』, 전세일 지음, 2006, 넥서스
- 『마음의 기적』, 디팩 초프라 지음, 도솔 옮김, 2005, 황금부엉이
- 『허준의 동의보감 연구』, 김호 지음, 2000, 일지사
- 『황제내경』, 이경우 지음, 2000, 여강출판사
- 『한의학원론』, 김완희 지음, 2001, 성보사
- 『한의학개론』, 신천호 편저, 1993, 성보사
- 『미병의 동서의학』, 박영배 · 김영설 역저, 2007, 군자출판사
- 『통속한의학원론 개정판』, 조헌영 지음, 2007, 학원사
- 『대한민국 한양방 건강보감』, 박주홍 지음, 2007, 김영사
- 『한방의 몸 양방의 육체』, 노영범 지음, 1999, 전통과 현대
- 『한방가족주치의』, 월간 KBS 건강 365 편집실 지음, 2001, 한국방송출판
- 『허준과 함께 떠나는 즐거운 한의학 여행』, 한의사회 편집위원회 지음, 2001, 뜨락
- Cecil Medicine, 23rd Edition, Goldman, 2007, Saunders
- Complementary and Alternative Medicine, Spencer, 2003, Mosby
- Complementary and Alternative Medicine Secrets, Wendy Kohatsu, 2002, Hanley & Belfus
- Harrison's Principles of Internal Medicine 17/e, Eugene Braunwald, 2008, McGraw-Hill
- Pathophysiology 3/e, Kirkhorn, 2005, Saunders
- Interpretation of Diagnostic Tests, wallach, 2007, LWW

자료 협조 및 도움말

- 보건복지가족부 (www.mw.go.kr)
- 국민건강보험공단 (www.nhic.or.kr)
- 식품의약품안전청 (www.kfda.go.kr)
- 구로구보건소 (www.guro.go.kr)
- 박영배 (경희대학교 한의과 대학 진단생기능의학과 주임교수)
- 이선희 (전 UCLA 신경생리학 연구교수 및 전 이화여대 의과대학 생리학 교수)
- 박재형 (충남대학교 심장내과 교수)
- 이재임 (카톨릭대학교 강남성모병원 일반외과 임상강사)
- 정형정 (예풍국병원 내과 과장)
- 안병준 (경희닥터스한의원 원장)
- 김상태 (드림성형외과 원장)
- 박철수 (서울란트치과 원장)
- 강주성 (전 건강세상네트워크 대표)

기획 및 원고 정리 _ 이송미

잡지사 기자를 거쳐 건강 전문작가로 일하는 그녀는 오랜 세월 어머니를 간병해 온 환자 보호자다. 이 땅의 많은 환자 가족들이 그렇듯이, 바른 의료 정보가 없어 막막한 세월을 보냈다. 그러면서 온전히 의료 소비자 입장에서 바르고 요긴한 정보를 전하는 건강서 시리즈를 기획하게 되었다. '똑똑한 헬스북' 시리즈는 그렇게 태어났다. 환우들이 겪는 소외와 불편을 덜어 주고 싶은 동병상련의 마음을 담아!

치료는 빠르게, 비용은 저렴하게, 권리는 당당하게!

양·한방 똑똑한 병원 이용

초판 1쇄 인쇄 | 2008년 7월 03일
초판 1쇄 발행 | 2008년 7월 10일

지은이 | 백태선
펴낸이 | 강효림

기획·원고정리 | 이송미
편 집 | 이용주·민형우
디자인 | 채지연·문명국·박세진
마케팅 | 민경업
관 리 | 정수진

출 력 | 엔터 AIO
종 이 | 화인페이퍼
인 쇄 | 한영문화사

펴낸곳 | 도서출판 전나무숲 檜林
출판등록 | 1994년 7월 15일·제10-1008호
주 소 | 121-819 서울시 마포구 동교동 206-3 코원빌딩 501호
전 화 | 02-322-7128
팩 스 | 02-325-0944
홈페이지 | www.firforest.co.kr

ISBN | 978-89-91373-27-3 (03510)
       978-89-91373-20-4(세트)

값 12,000원

우리 가족 건강, 책 속에서 해답을 찾는다!

우리 몸의 주치의 면역에서 암을 이기는 생활 건강법까지 전나무숲은 독자 여러분과 가족의 건강을 지키는 책으로 함께 합니다.

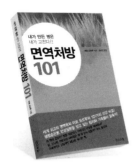

내가 만든 병은 내가 고친다 **면역처방 101**

세계 최고의 면역학자 '아보 도오루'가 전하는 101가지 건강 비결!

세계적인 면역학자 아보 도오루가 우리가 현대의학에 품었던 갖가지 의문점에 대해 구체적이고 실질적인 해법을 제시해주는 면역 처방전. 생활습관병은 물론 암, 고혈압, 아토피 등의 병도 자율신경 즉 교감신경과 부교감신경의 조화를 유지하고 면역력을 높여주면 병원이나 약에 의존하지 않고 얼마든지 치료할 수 있다는 점을 밝히고 있다.

아보 도오루 지음 | 황소연 옮김 | 246쪽 | 값 11,000원

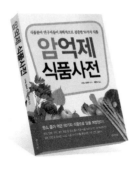

암억제 식품사전

암 예방! 평소 즐겨 먹던 식품 속에 해답이 있다

일본에서 진행된 식품의 항암효과에 대한 연구 중에서 최신의 연구 성과를 모아 간결하고 알기 쉽게 정리한 식품사전. 호박, 양파, 감자, 버섯, 된장 등 일상에서 쉽게 접할 수 있는 50가지 식품들이 암으로부터 우리를 지켜줄 것이라는 것이 이 책이 전하는 핵심 메시지. 특히 식품을 생활 속에서 자연스럽게 섭취할 수 있는 요리법까지 소개하는 친절함이 이 책을 더욱 돋보이게 한다.

니시노 호요쿠 편저 | 최현숙 옮김 | 324쪽 | 값 18,000원

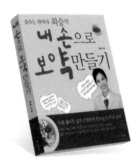

춤추는 한의사 최승의 **내 손으로 보약만들기**

만 원으로 집에서 간편하게 만드는 보약처방!

'춤추는 한의사'로 알려진 최승 원장이 지난 13년 간의 임상 경험과 한방처방 노하우를 정리, 만 원 정도의 한약재를 사용해 가정에서 차를 끓이듯 간편하게 만들어 먹을 수 있는 50가지 실제 보약처방과 14가지 한방차 만드는 법을 공개했다. 밥을 잘 안 먹는 아이, 성장 발육이 더딘 아이부터 수험생의 집중력 향상, 여성의 출산 전후, 갱년기 등 연령별, 증상별, 계절별로 한약 만드는 법을 소개한다.

최 승 지음 | 276쪽 | 값 14,800원

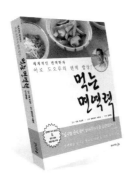

세계적인 면역학자 아보 도오루의 면역 밥상! **먹는 면역력**

면역력을 높이는 식생활로 우리 가족 건강을 지킨다

세계적인 면역학자 아보 도오루가 몸소 실천하고 실질적인 효과를 본 면역 식
단 및 식사법을 소개한 책. '면역력을 높이는 일주일 식단과 간편 요리 91가
지' 등 누구나 쉽게 실천할 수 있는 면역요리 레시피를 담았다. 면역에 관한
기본 원리와 '매일 실천할 수 있는 면역강화법'도 소개했다. 아토피나 고혈
압 등 만성질환, 암과 같은 난치병 환자 가족은 물론 일반 가정에도 꼭 필요
한 면역 생활 지침서이다.

아보 도오루 감수 | 겐미자키 사토미 요리 | 윤혜림 옮김 | 248쪽 | 값 14,800원

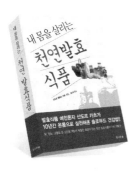

내 몸을 살리는 **천연 발효식품**

어느 발효식품 예찬론자의 슬로푸드 건강법!

웰빙 열풍을 타고 발효식품에 대한 관심이 나날이 높아지고 있다. 장 기능을
좋게 하는 정장 작용이 탁월해 소화 흡수력을 높이고 각종 성인병으로부터
우리 몸을 지켜준다는 사실도 밝혀졌기 때문이다. 이 책은 저자가 10년에 걸
친 연구를 통해 직접 터득한 세계 천연 발효식품에 대한 보고서다. 된장, 김
치뿐 아니라 빵, 치즈, 와인, 맥주, 요구르트의 효능부터 제조법까지 발효식
품의 모든 것을 담았다.

산도르 엘릭스 카츠 지음 | 김소정 옮김 | 424쪽 | 값 14,800원

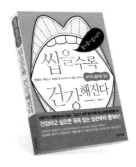

씹을수록 건강해진다

발암물질, 환경호르몬으로부터 우리 몸을 지켜주는 타액의 놀라운 힘!

껌을 씹는 것은 좋을까, 나쁠까? 꼭꼭 씹으면 우리 몸에 무슨 일이 일어날까?
세계적인 독성연구가 니시오카 교수의 세계 최초 타액 백서. '타액'의 놀라
운 독성제거 능력과 '잘 씹는 습관'이 생활습관병, 암, 유해물질 등으로부터
우리 몸을 지켜주는 건강비결이라는 사실을 과학적으로 밝혀낸 책이다. 건강
하고 싶다면 꼭꼭 씹는 습관부터 들여라!

니시오카 하지메 지음 | 이동희 옮김 | 284쪽 | 값 12,000원